多職種でコロナの危機と向き合う

JN085897

◉ 目次

はじめに

　世界中の市民そして医療従事者に歴史的な災害をもたらしている新型コロナウイルス感染症。医療・看護におけるエビデンスがない中で、いかにしてこの危機を乗り越えてきたのか、国内外からの報告は未だ少数である。行政と地域・医療施設の連携に加え、医療施設内で重症度別の対応が速やかに求められるのも初めてのことであり、対応にあたる医療従事者は国の政策と患者の動向を臨床の現場で注意深く捉え、フェーズを見極めながら最善を尽くしてきた。

　こうした状況を日常的に支える要項として、看護・医療の組織基盤に勝るものはない。そこでは多職種・多部門が連携し知恵を出し合う力と、各々の医療従事者の価値・信念、そして情報リテラシーやレジリエンスなどが試されていると言っていいだろう。

　本書は、自治医科大学附属さいたま医療センターにおける新型コロナウイルス感染症への対応をまとめたものである。多職種の視点からその対策と課題について考察し、新たな知見を紹介しつつ、未曾有の事態でこそ忘れてはならない医療・看護の本質に言及している。感染拡大が未だ終息をみない中での報告ではあるが、現時点での記録が歴史的資料として後に検証されることにも意義があると考えている。

　本書が、厳しい状況下で奮闘する多くの看護師の経験を肯定的に意味付けるものとなり、看護・医療の発展に役立つことを切に願っている。

2020年9月　梶原 絢子

新型コロナウイルス感染症とは何か

福地 貴彦

ふくち・たかひこ ● 自治医科大学附属さいたま医療センター 総合診療科 准教授

はじめに

　2019年末に中国本土から始まり、そこからクルーズ船、近隣国を回って、現在は全世界的な流行を起こしている新型コロナウイルス感染症について述べる。新しいエビデンスが非常に速いペースで順次出現してきているため、あくまで原稿執筆時のデータに基づく文章であることを理解していただきたい。なお、ウイルスそのものをSARS-CoV-2、ウイルスによる感染症のことをCOVID-19と呼ぶ。

　まず、心構えとして、テレビやSNSの情報ではなく、サイエンスの結果に基づく判断が重要だ。毎日のようにセンセーショナルな報道がなされる中、人々は有益性の低いデマのような情報にも一喜一憂・右往左往している状況である。サイエンスを実践する一員として、わかっていること／わかっていないこと、できること／できないこと、を明確に区別しつつ看護にあたることを勧めたい。

　この疾患の対策に政治や行政が大きく関わることは間違いないし、政治に関して各人が意見を持つことは否定しない。ただし、後述するが各種検査をめぐる意見の対立が、政治的対立と相まって医療界全体の信頼を損なっている印象がある。正解のない未知の領域だからこそ、方法論につい

てこれだけ多くの意見が出るのだろう。医療者としては真っ当で建設的な意見をしかるべき方法で言い続け、その時点で正しいと思われる医療行為を継続するのがあるべき姿なのだろうと考える。なお、治療薬で有効なものはほとんどないため、**感染しないこと**が対策の主眼となる。そのため、感染対策と重複する部分が多いことを最初に断っておく。

疫 学

　原稿執筆時は日本国内の罹患患者6万6,000人、死亡者1,200人。世界では患者2,400万人、死亡者84万人であり、いずれも毎日増加している。日本国内は都道府県ごとの状況が大きく異なっており、それぞれの変化を追うには「COVID-19 Japan 新型コロナウイルス対策ダッシュボード」がわかりやすい[1]。また世界に関しては、WHO と Johns-Hopkins 大学のサイトが詳しい。これらを見ていると、この感染症は誇張ではなく明らかに**人類全体**に対して与えるインパクトが非常に大きな重篤な疾患であることを実感する。なお、小児患者の発生は少なく、重症者も極めて少ない。

感染経路

　ウイルス陽性者から、主に飛沫感染と接触感染を介して、上気道から侵入する[2]。いわゆる「三密（密閉・密集・密接）」な環境下で空気感染（ないしエアロゾル感染：まだ用語が混乱していて定まっていない）が発生する状況も指摘されているが、頻度が高くはない。ただし、条件が揃うと数十人〜数百人単位のクラスターが発生することもありうる。この認識は常に空気感染を考慮するべき結核や麻疹とはかなりニュアンスが異なる。そのため、市民に実践してもらう対策は三密を避けること、social distance（physical distance ともいう）を取ること、手洗いすること、マスク（不織布マスクが優先）の装着が主となる。

　飛沫感染のイメージとしては、ウイルス陽性者の鼻と口の周辺にウイルスの霧（クラウド）ができていて、咳をする・大声で話す・歌う・スポーツ

をするといった肺活量を多く使う活動によってそのクラウドが拡大する[3]。陽性者がマスクをすれば、クラウドはかなり小さくなる[4]。クラウドの範囲内に、マスクや眼鏡をしていない他者が入り込むと感染する、という理解が最もわかりやすい。そのため、必然的にマスクを外す食事や飲酒やカラオケといった場所で感染が拡大しやすい。症状の有無にかかわらず、全国民がマスクを着用することを推奨する対策が、世界各国で採用されている。国によってはマスク非着用者に対する罰則もある。

　また、陽性者が触れた接触面では、ウイルスが3日間ほど生存しているので[5]、そこを触った陰性者が、次に自分自身の目や鼻を触ることにより感染する経路もある（接触感染）。したがって、外出時には十分な手洗いやアルコール消毒（エタノール濃度70%以上）が推奨される。

　陽性者を入院加療している病院では、PPE[※注]を着脱する訓練がなされている。十分な対策が取られていれば、陽性判明の患者からの院内感染はほぼ起きないことが証明されている[6]。院内感染の発生は、COVID-19患者であると想定していなかった患者やスタッフからがほとんどである。

病 態

　発症までの潜伏期は3〜5日が一般的であり、ウイルス曝露から14日経過でほぼ100%が発症しているため[7]、濃厚接触者の経過観察期間が14日となっている。なお発症の2日前からウイルス排泄があり、発症後10日経過すると他者への感染力はほぼゼロになる。主な標的臓器は肺だが、同時に血管にも炎症が起こり、心筋梗塞や脳梗塞が増えるとされている。背景にもともと動脈硬化がある集団が重症化しやすいと記憶するとよい（**表1**）。

　全体として、80%が無症状から軽症、15%が中等症、5%がICU管理の必要な重症となり、重症者の約半数が死亡する。

症 状

　発熱・咽頭痛・咳嗽・寒気・筋肉痛といった一般的な風邪症状であり、

※注）PPE：personal protective equipment（個人防護具）

表1　COVID-19 の重症化リスク

重症化リスクの高い集団	高齢者(65歳以上)、糖尿病患者、高血圧患者、心血管疾患・脳血管疾患の既往のある患者、呼吸器疾患患者、肥満
重症化リスクが高いかそうでないか、未確定な集団	喫煙者、担がん患者、AIDS 患者、妊婦

表2　COVID-19 の検査方法

診断に有用なもの	血算・白血球分画、LDH、CRP、プロカルシトニン、D-ダイマー、胸部 CT 検査
重症度予測に有用なもの	上記に加え、フェリチン、トロポニン

そのため初期症状で他の疾患と区別することが困難である[7]。呼吸困難感が発症初期からあったり、鼻汁・鼻閉もないのに嗅覚異常・味覚異常が出たりすると[8]、COVID-19 らしさが増す。基本的に特異的な症状がほとんどないため、何らかの検査をしないと診断が難しい。たとえば、溶連菌性咽頭炎であれば、慣れた者が診察すれば検査なしでもすぐに診断できるが、COVID-19 に関してはそう簡単にはいかない、ということである。

一般的検査

　一般的な血液検査は診断の補助になるものと、重症化を予測する項目があり、ある程度共通している[9]。CT 検査では、胸膜直下優位、下肺野優位のスリガラス影が典型的であり、多葉にまたがることも多い。胸水や縦隔リンパ節腫大は少ない(**表2**)。リンパ球低下(< 1000 / μL)、プロカルシトニン正常、CRP と LDH が両方とも上昇していていると、かなりCOVID-19 らしさが増す。

診　断

　PCR 検査、抗原検査、抗体検査がそれぞれ特異的検査である(**表3**)。感度、特異度に関しては、検査特性や疫学的介入を語るうえで非常に重

表 3　COVID-19 の診断方法

	利 点	欠 点
PCR 検査 （鼻腔・喀痰・唾液）	最も信頼性が高い（ただしそれでも感度は 70% 程度しかない）	結果が出るのに最短で約 1 日かかる 保健所依頼の閾値が高い（ことがある） コストが高い
抗原検査 （鼻腔）	簡便、短時間で結果が出る	科学的なエビデンスが乏しい 感度は PCR と同等かそれ以下しかない
抗体検査 （血液）	医療者の感染リスクが低い	現在の感染状況はわからない 各メーカーの性能がバラつく

要な要素である。詳しい者に聞いたり、教科書を参照したりすることを勧める。本来スクリーニング検査は感度が高く、確認検査は特異度が高いのが原則である。大腸がん検診の便潜血 2 回→大腸内視鏡をイメージしてもらうとよいだろう。わずか 70% の感度しかない PCR 検査でもって、スクリーニングと確定診断の両方を行わなければならないという限界が本質的な問題点である。そのため、偽陽性・偽陰性の問題がかなり大きくなる。

　2020 年のはじめ、第 1 波の際には PCR 検査の数と対象で揉めた。感度を含めた検査の限界を知っている立場と、それでもいいからやるべきという立場の論争が主軸であった。また、検体採取にかかわる医療者の感染リスクの問題もある。安全性を重視すると、これも感度が下がる。

治　療

　酸素投与を中心とした対症療法と補助的な治療のみである。薬物療法については本稿では以下にごく単純にまとめる。また、重症化した際に用いられる人工呼吸器管理については p.11 を、ECMO の管理は p.19 を参照。

1. デキサメサゾン（デカドロン®）

　6mg、最大 10 日間投与が生命予後を改善させるとの研究報告[10] が出たが、注意して解釈する必要がある。この研究は、人工呼吸器使用者と酸素

使用者では有意に死亡率を減らしたが、酸素不使用の患者では有意差がなく、逆に死亡率を増やす方向に働いた。今後追試によって、どのような患者に使用するべきかがより明らかになるだろうが、少なくとも発症した患者全員に投与する薬剤ではなく、万能薬でもない。なお、糖尿病を合併していても禁忌ではないが、B型肝炎や糞線虫症などの一部慢性感染症が増悪するリスクも把握しておく必要がある。

2. レムデシビル（ベクルリー®）

症状改善までの時間を短縮するエビデンスがある抗ウイルス薬である[11]。ただし、酸素投与を必要とする中等症で効果があったが、高流量鼻カニュラ（HFNC）や非侵襲的陽圧換気療法（NPPV）、気管挿管まで至ってしまうと効果がない点に注意する。生命予後に関しては、第一報ではギリギリ有意差が出なかった。また静注薬である、非常に高額である、供給数が限られるといった複数の課題があるため、こちらも発症すれば全員に投与とするというプラクティスは選択できない。

3. 上記以外の薬剤で効果が期待できるもの

原稿執筆時点では存在しない。

・効果がないと実証されたもの：ヒドロキシクロロキン、アジスロマイシン、ロピナビル／リトナビル合剤（カレトラ®）、トシリズマブ

・有効性を示す臨床研究がないか、乏しいもの：ファビピラビル（アビガン®）、ナファモスタット（フサン®）、インターフェロン、シクレソニド（オルベスコ®）、イベルメクチン

・有効である臨床研究と無効である臨床研究の両者が存在するもの：回復期患者血清

4. その他

本質的な治療薬ではないが、血栓合併が多くなる疾患であるため、D-ダ

イマーが上昇しているようなら、ヘパリン持続投与や経口抗凝固薬を早め
に検討する。導入基準や標準的な治療法は定まっていない。海外のガイド
ラインは低分子ヘパリンが主に使用されるため、日本国内で適応しにくい。

予防

欧米各社から、有効性が期待できそうな開発中のワクチンの報告がいく
つかある。ただし多くの人数に接種して初めてわかる副反応がありうるの
で、どのワクチンに効果があり、かつ副反応が少ないかは現時点では不明。

管理

基本的には、個室で入院管理するか、病棟全体を患者収容スペースとす
る（コホーティング）。PPEの消費を最小限にするために、モニターやナー
スコールで解決できることは、ベッドサイドに行かずに対応する手段をと
る状況もある。入院患者は、疎外感やスティグマ（差別や偏見とそれに伴
うマイナスイメージ）を持っていることが多いため、感染したことを責め
るような言動をしてはならない。戦うべきはウイルスそのものであり、患
者ではない。家族も多くが濃厚接触者であり、自由に面会や差し入れも
できない。不自由な環境ながらも少しでも快適に過ごせるよう、スマート
フォンやPC、TVなどの体制を整える。発症から10日経過し、解熱して
症状が改善し72時間経過していれば退院可能である。

後遺症

入院を要するような中等症以上の患者では、数カ月単位で呼吸困難感、
全身倦怠感、関節痛、味覚・嗅覚障害が残存するという研究がある。これ
も、年単位でどの程度残存するかはわからない。

非罹患者に関する付記

感染への不安から、些細な症状がすべてCOVID-19に思えてしまう人、

感染を避ける行動をとらずリスク管理を放棄する人、在宅勤務が長びき運動不足になっている人、ストレスが溜まって家族やパートナーに対し身体的・精神的暴行を加えてしまう人、本来ならば治療すべき疾患があるのに「病院に行くとコロナが怖い」という理由で放置している人、失業ないし失業すれすれで生活するのがやっとの人、感染者が出たことで非難を受けている飲食店や病院に勤める人など、この感染症は社会に大きな分断と混乱を招いている。プロフェッショナルである看護職は、こうした状況下でこそ、サイエンスに基づき冷静な行動をとることが期待される。

◉ 引用・参考文献

1) COVID-19 Japan 新型コロナウイルス対策ダッシュボード（https://www.stopcovid19.jp/）〔2020年8月23日閲覧〕
2) 厚生労働省：新型コロナウイルス感染症Covid 19診療の手引き 第2.2版（www.mhlw.go.jp/content/000650160.pdf）〔2020年8月23日閲覧〕
3) Anfinrud, P., et al. : Visualizing Speech-Generated Oral Fluid Droplets with Laser Light Scattering. N Engl J Med 382: 2061-2063, 2020.
4) Bourouiba, L. : Turbulent Gas Clouds and Respiratory Pathogen Emissions: Potential Implications for Reducing Transmission of COVID-19. JAMA 4756, 2020. (Online ahead of print)
5) van Doremalen, N., et al. : Aerosol and Surface Stability of SARS-CoV-2 as Compared with SARS-CoV-1. N Engl J Med 382, 1564-1567, 2020.
6) Liu, M., et al. : Use of personal protective equipment against coronavirus disease 2019 by healthcare professionals in Wuhan, China: cross sectional study. BMJ 369, m2195, 2020.
7) Wiersinga, W.J., et al. : Pathophysiology, Transmission, Diagnosis, and Treatment of Coronavirus Disease 2019 (COVID-19) A Review. JAMA 12839, 2020. (Online ahead of print)
8) Mercante, G., : Prevalence of Taste and Smell Dysfunction in Coronavirus Disease 2019. JAMA Otolaryngol Head Neck Surg 146, 1-6, 2020.
9) Dong, Ji., et al. : Prediction for Progression Risk in Patients With COVID-19 Pneumonia: The CALL Score. Clin Infect Dis Apr 9, 2020.
10) The RECOVERY Collaborative Group : Dexamethasone in Hospitalized Patients with Covid-19 — Preliminary Report. N Engl J Med Jul 17, NEJMoa2021436, 2020. (Online ahead of print)
11) Beigel, J.H., et al. : Remdesivir for the Treatment of Covid-19 - Preliminary Report. N Engl J Med May 22, 2020. (Online ahead of print)

本稿に記載しきれなかった文献情報と薬物療法の詳細について、特設サイトでご紹介しています。http://jnapcdc.com/covid-19

人工呼吸器管理における COVID-19 特有の注意点

古川 力丸

こがわ・りきまる●医療法人弘仁会板倉病院 救急部 部長

はじめに

　新型コロナウイルス感染症における人工呼吸管理は通常の急性呼吸不全患者の人工呼吸とおおむね変わりはない。通常の人工呼吸管理の要点を押さえるとともに、感染防御策を中心としたCOVID-19特有の注意点を理解することが重要である。

COVID-19人工呼吸管理患者の死亡率

　現時点での暫定的評価ではあるが、治療成績を見ると日本のCOVID-19重症患者（ほとんどが人工呼吸管理患者だが、一部ECMO患者も含まれる）の死亡率は33.8％程度[1]、米国での報告では人工呼吸管理患者の死亡率が30〜40％程度[2]と報告されているため、世界的にみても比較的良好にコントロールされていると言える。

　しかし、これが医療崩壊に陥ってしまうと、40〜80％まで死亡率が上昇してしまう[3]。マンパワー不足、人工呼吸器不足などの理由により現場で命の線引き（トリアージ）が行われてしまっていること、綿密なICUケアが行われずプラトー圧管理（後述）などの標準的な人工呼吸管理まで手が届いてないことなどが理由として考えられる。重症COVID患者でも人

表1　ARDS 患者に対する人工呼吸管理の要点

・高濃度酸素状態を避ける（SpO_2 は低めを許容する）
・一回換気量を制限する（典型的には 6mL/kg）
・プラトー圧をしっかりとモニタリングする（目標は 30cmH$_2$O 未満）
・重症 ARDS では腹臥位療法を検討する
＋ウィーニング、鎮静鎮痛管理、筋弛緩

工呼吸管理を含めた ICU ケアは通常のケアから大きく逸脱するものではない。医療崩壊を防ぎつつ、必要な重症患者に対して綿密な ICU ケアを提供し続けることが今後の課題である。

COVID-19 重症患者に対する人工呼吸管理

　重症患者の人工呼吸管理では、NPPV を含めた PEEP による陽圧管理、腹臥位療法により呼吸状態が改善することが報告されている。これらは通常の急性呼吸窮迫症候群（ARDS）と同様の所見であり、COVID-19 重症例でも通常どおりの ARDS 治療を行うことが有効であると考えられる。ARDS 患者に対する人工呼吸管理の要点を**表1**に挙げる。

高濃度酸素の回避

　呼吸状態維持のために高濃度酸素投与を行わなければならないことはしばしばあるが、できる限り速やかに高濃度酸素状態から脱することが重要である。SpO_2 は 92 〜 94％程度の低めの値を許容し、できる限り吸入酸素濃度を低下させるよう心がける。吸入酸素濃度が高くなると、酸素毒性、活性酸素産生により肺傷害をきたし、呼吸状態がさらに増悪することが知られている。そのためにも、適切な陽圧を付加し有効な肺容積を増やすことが重要である。

　通常では、この陽圧は PEEP を用いて調節する。PEEP は NPPV と侵襲的陽圧換気（IPPV）で行うことが可能であるが、COVID-19 では感染制御の観点から NPPV は非常に限られたシチュエーションでのみの使用に

留めることが好ましいとされている（エアロゾル感染が生じうることを前提とした感染制御を要する）。

一回換気量の制限

　ARDS管理で最も重要な項目である。通常の人工呼吸管理では8〜10mL/kgの一回換気量を設定するが、ARDSではより小さい一回換気量での管理が推奨されている（典型的には6mL/kg）。ARDS患者の肺は肺水腫に伴う液体貯留や肺胞虚脱等により有効な肺容積が減少した状態となっている[4]。そのため小さな肺容積に見合った小さな一回換気量にすることが肝要である。とはいえ、6mL/kgの一回換気量が最適とは限らず、後述するプラトー圧管理と合わせ、さらなる換気量制限が必要となる場合もある。

プラトー圧のモニタリング

　ARDSにおいて、プラトー圧の上昇は死亡率の上昇につながるというエビデンスがあり[5]、綿密なプラトー圧管理が重要となる。一般的なプラトー圧の目標値は30cmH$_2$O未満とされているが、ARDSではしばしばこの目標達成は困難である。プラトー圧を低下させるためには、PEEPを低下させる、一回換気量を下げるという手段が最も効果的ではあるが、PEEPを下げることにより酸素化が低下してしまうため、通常は一回換気量を低下させる方法を取ることが多い。

　6mL/kgの一回換気量でもプラトー圧の目標が達成できない場合、一回換気量を4mL/kgまで低下させねばならない場合もあるが、設定した一回換気量のほとんどが死腔換気となるため著しい換気障害を生じてしまう。

　そのため、呼吸管理に長けた専門施設でなければ対処することは困難であろう。

重症ARDSにおける腹臥位療法の検討

　ARDSでは無気肺（肺胞虚脱）や肺水腫による水腫肺胞が背側に形成

され、背側肺傷害と呼ばれる。重力により血流は背側に豊富に流れるため、背側肺はガス交換に重要な部位となる。そのため、背側肺傷害の多いARDSでは著しく酸素化が障害されることになる。このようなARDS患者に対し腹臥位療法を行うことにより、健常状態に近い腹側肺に豊富な血流を促せるため、酸素化を改善できることが知られている。とくに重症ARDS患者では腹臥位療法により酸素化を改善し、死亡率を低下させることが示されている[6]。

COVID-19人工呼吸管理症例特有の注意点

1. ECMO

　膜型人工肺（V-V ECMO、以下ECMO）は重症ARDSにおける特殊治療としての立ち位置を確立しつつある。急性呼吸不全に対するECMOの歴史は古いものの、有効性がなかなか示せない状態が長期間続いていたが、対象を可逆性の高い重症例に絞りこむことにより、そのエビデンスが示されるようになってきた。その根拠となったCESARトライアル[7]の適応基準を**表2**に示す。

　ECMOは可逆性の高い激烈な呼吸不全でとくに効果を発揮するため、2009年の新型インフルエンザ（H1N1 2009）流行時にも活躍した管理法である。COVID-19においても、重症例では人工呼吸器での呼吸状態維持が困難な症例も多く、また極期を乗り越えた後の予後は比較的良好に保たれるため、世界中でECMOが使用されている。

　重症ARDSでは生命維持のための最低限の酸素化・換気を確保するために、人工呼吸器関連肺傷害（VALI）の発生を容認したうえでの人工呼吸管理を行わねばならないことがある。詳細は他稿に譲るが、ECMO管理中はECMOからの呼吸補助が主体となるため、ラングレストと呼ばれるVALIを最小に抑えることができる最低限の人工呼吸器設定が可能である（p.21）。これが重症ARDSにおけるECMOの最も大きな役割の一つである。

　人工呼吸器管理や、人工呼吸器管理と腹臥位療法を併用しても酸素化

表2　CESAR trial における ECMO の適応

CESAR　trial　導入基準
・成人：18 〜 65 歳 ・重症だが潜在的に可逆性の呼吸不全である ・Murray score ≧ 3.0 ・pH < 7.2 である高炭酸ガス血症
CESAR　trial　除外基準
・高圧、高 FiO_2 の人工呼吸器による換気日数 > 7 日 　（定義：FiO_2 > 0.8 or プラトー圧 > 30cmH$_2$O） ・受傷して 24 時間以内の重症外傷。頭蓋内出血。ヘパリンが禁忌になる病態（24 時間以内の受傷または手術。すでに止血されているか、止血可能な状態であれば絶対的禁忌ではない） ・致死的な重症患者、積極的な治療の継続が禁忌と考えられる状態

が改善しない症例では、このECMOの導入を遅滞なく行えるよう、またECMOが必要な患者に漏らすことなく導入できるよう管理する必要がある。COVID-19では高齢者ほど重症化する可能性が高く、死亡率も高いことが知られている。その中で、侵襲性の高い人工呼吸管理およびECMOをどこまで行うのか、臨床的に高いレベルの叡知と倫理性、客観性が必要となる。その一助となるのが、CESARトライアルにおけるECMOの適応基準である。

　ただし、これは有意な有効性を示すために厳密に対象を絞った臨床研究での適応基準であり、救命のための手段としてのECMOではしばしばこの適応を拡大して用いられることにも留意しておく必要がある。この高度な臨床判断を行うにあたり、いわゆる医療崩壊が起きている局所では適切な判断を漏れなく行えるべくもないであろう。医療崩壊時の人工呼吸管患者、ECMO患者での死亡率の上昇には、このような背景があるものと推測される。

　ECMOは人工呼吸管理が長期化した患者では予後が悪いことが知られており、人工呼吸開始早期に人工呼吸管理の成否を予測し、判断せねばな

らない。また、ECMOはそれに関わるケアの多くが高度に専門的で、多くのマンパワーを要するため、その管理が長けた施設に患者を集約する必要がある。安全に搬送、ECMO導入を行うにあたり、やはり早めにECMO導入の判断を下さねばならないということになろう。

気道管理・人工呼吸器管理における感染制御

COVID-19患者管理では特有の感染防御策が必要となる。COVID-19の主要な感染経路は飛沫感染と接触感染であるが、咳嗽やくしゃみ、大声での発生などによりウイルスを含有するエアロゾルが発生し、空気感染にも似た感染経路を取ることが報告されている（エアロゾル感染）。エアロゾル感染はCOVID-19特有の感染経路として新しく提唱された概念で、広義には空気感染に該当すると思われるが、飛沫感染よりも広域に、かつ長期的に感染力を有し、通常の空気感染に比べると局所的であるものと解されている。

エアロゾル感染防御策は、咳嗽症状があるとき、咳嗽を誘発するような手技を行う場合、長時間同じ場所に滞在する場合（入院や隔離施設滞在など）、気道管理を行う場合（気管吸引、気管挿管手技、人工呼吸管理、抜管時など）などのシチュエーションで対策を行う必要がある。具体的な内容は今後の世界的知見により変更となる可能性があるが、医療者は接触感染予防策としての個人防御具に加えN95マスク以上の飛沫核・空気感染防御を行い、病室を陰圧室にするか、隔離区画全体をレッドゾーンとして空気感染予防を行う必要がある。

重症COVID-19患者を管理するにあたり、感染防御の面からも特有のプロトコルを作成し、シミュレーションを行うなど事前に対策を立てておくことが好ましい項目もある。気管挿管時の対応および蘇生時の対応などがこれに該当する。気管挿管時や心肺蘇生時にはエアロゾル感染を引き起こす可能性が高くなるため、N95マスクを含めたフルPPEで処置に臨む必要があり、またその際対応するスタッフの数も制限していることが多い。

侵襲的人工呼吸管理を開始するにあたり気管挿管を行う場合でも、できるだけ切迫した状況になる前に、入念な準備をしたうえで臨むことが重要である。通常の迅速導入（RSI）に加えて、筋弛緩薬を十分に用い咳嗽を起こさせないこと、気管チューブ挿入まではできる限りバッグマスク換気を行わないこと、できるだけビデオ喉頭鏡を用いることなどが感染防御上、重要とされている。

　気管挿管後は速やかに人工呼吸器に接続し、人工呼吸器はできる限り吸気・呼気にフィルタがついている機種を選定することも重要である。心肺蘇生は緊急以外の対応は難しいと思われるが、その場合にも適切な感染防御が行えていない状況で蘇生治療に参加してはならないことは周知しておく必要がある。通常の急変対応、蘇生に比べ迅速な対応が困難になることは避けられず、事前に入院時の説明書類等でその旨を記載しておくとよい。CCPATという団体が国内いくつかの施設のプロトコルを公表しているので、興味があれば参考にされたい[8]。

　それ以外にも、気管吸引、抜管なども事前にマニュアル作成およびシミュレーションしておくとよい。

重症患者・家族への病状説明

　中等症の患者が重症化へ転じ、そのスピードも早い場合があることや、重症患者の状態が依然として不安定で、追加治療がなされたり合併症を併発したりと、一刻を争う場面も生じている。患者・家族の不安はもちろんであるが、状況や治療への理解、疑問の解消を目指して、病状説明を繰り返すことと、医療者との密なコミュニケーションの機会が必要である。

　さらに、それらはPPEを装着してのコミュニケーションとなるため、医療者との距離感が遠く感じてしまうものであり、入院患者の病状説明はPPEを装着せずに院内の安全な場所（グリーンゾーン）から、ビデオ通話などを利用して行う施設もある。設備状況などを勘案し、院内感染制御上も安全で患者満足度も高められる対応を行っていくとよいであろう。

● 引用／参考文献

1）厚生労働省科学研究費研究「COVID-19 に関するレジストリ研究」中間報告（https://www.ncgm.go.jp/covid19/0806_handouts.pdf）

2）The RECOVERY Collaborative Group : Dexamethasone in Hospitalized Patients with Covid-19 — Preliminary Report, N Engl J Med, 2020 Jul 17, Online ahead of print (PMID: 32678530).

3）Safiya Richardson, et al : Presenting Characteristics, Comorbidities, and Outcomes Among 5700 Patients Hospitalized With COVID-19 in the New York City Area, JAMA, 26, 323(20): 1052-9, 2020 (PMID: 32320003).

4）Gattinoni L, Pesenti A : The concept of "baby lung". Intensive Care Med, 31: 776-784, 2005.

5）Acute Respiratory Distress Syndrome Network : Ventilation with lower tidal volumes as compared with traditional tidal volumes for acute lung injury and the acute respiratory distress syndrome, N Engl J Med, 342(18): 1301-8, 2000 (PMID: 10793162).

6）Claude Guerin, et al : Prone positioning in severe acute respiratory distress syndrome, N Engl J Med, 368(23): 2159-2168, 2013 (PMID: 23688302).

7）Giles J Peek, et al : Efficacy and economic assessment of conventional ventilatory support versus extracorporeal membrane oxygenation for severe adult respiratory failure (CESAR): a multicentre randomised controlled trial, Lancet, 374(9698): 1351-1363, 2009 (PMID: 19762075).

8）集中治療医療安全協議会：JSEPTIC & CCPAT COVID-19 共同情報提供サイト（http://ccpat.net/sccm-covid-19-resources-jp/）.

関連情報を特設サイトでご紹介しています。http://jnapcdc.com/covid-19

[1] 診断と治療および管理

重症患者における ECMO の管理

草浦 理恵

くさうら・りえ ● 自治医科大学附属さいたま医療センター 臨床工学部 副技師長

はじめに

　当院では、年間50〜60件程度の体外式膜型人工肺 (Extracorporeal Membrane Oxygenation：ECMO) 症例を経験している。しかし、COVID-19は今まで経験してきた症例とは異なり凝固制御が難しく、病態も急激に進行し予測不能なため、通常より早期にECMOを導入し、1カ月以上の長期管理が必要となった。また、感染制御による病室の隔離やPPEの不足によってさらに入室制限が厳しくなるなど、医療環境も特殊性を示し、看護師への負担も大きくなった。

　隔離された環境下でECMOの導入と管理、そして回路交換などをこなしていくことは私たちにも初めての経験であり、日々多職種で話し合いながら対応していく必要があった。本稿では、呼吸を補助する静脈 (V) - 静脈 (V) バイパス法のV-V ECMOについて、COVID-19の経験を交えて解説する。まだ経験のない施設でも、V-V ECMOへの理解を少しでも深めていただけたらと思う。

ECMO とは

　ECMOには、循環を補助する目的で使用されるV-A ECMOと、呼吸補

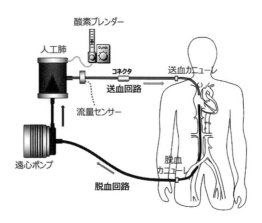

図1　ECMOの基本構成

助を目的としたV-V ECMOがある。ただし、後者はウイルスの活動や肺の炎症を抑えるのではなく、あくまでも人工肺によって血液のガス交換を行っている間に、生体の肺を休めて回復を待つために使うものである。

　ECMOは、脱血カニューレから遠心ポンプで脱血・加圧し、膜型人工肺で血液への酸素の添加と同時に炭酸ガスの除去を行い、送血カニューレから体へ戻すシステムである（**図1**）。カニューレには経皮的に挿入される。心機能の低下や感染によるSepsisなどの循環不全でV-A ECMOを使用する場合は、脱血カニューレ（21〜29Fr）を大腿静脈より挿入し、先端を右心房付近に留置させ、送血カニューレ（15〜25Fr）を大腿動脈へ挿入する。また、心機能に問題がなく、呼吸補助だけ行うV-V ECMOの場合は、脱血カニューレを大腿静脈より挿入し、先端を右心房付近に留置させ、送血カニューレを内頸静脈より挿入する（送・脱血の部位は逆でもよい）。

　COVID-19の重症患者では循環不全を伴うケースが生じ、一時的に送血回路を二股に分けて、内頸静脈と大腿動脈へ送血するV-VA ECMOも経験した。

周辺機器

冷・温体温維持装置、脱血回路のSvO₂モニター、回路内圧モニター、高分子吸水ポリマーなどで構成される[★]$^{(図版)}$。

1. 高・低体温維持装置

V-V ECMOは、通常4〜5L/min程度の血液流量で管理される。そのため、体外循環による体温低下が起こる。ECMOで使用される人工肺には熱交換器が内蔵されているため、高・低体温維持装置（冷温水槽）を装着することで体温調整が可能となる。

2. 送脱血圧力計

V-V ECMO中は、ラングレスト設定（lung rest：自己肺を休ませて負担をかけない期間）で患者の呼吸をほぼECMOのみで行っている。ECMOの血流量低下は直ちに低酸素血症に陥るため、血流量の維持が重要である。そこで、ECMOの各部の回路内圧を測定することで、血流量低下の原因が送・脱血のどちらにあるのかがわかる。たとえば、出血や脱水などで循環血液量（Volume）がなくなった場合は脱血圧が陰圧に傾き、回路の折れ曲がりや送血カニューレの先当たりなどの場合には送血圧が上昇する。とくに、脱血不良が続くと流量を維持できないばかりか血球が壊れ溶血する。この溶血の具合は、尿の色で観察することができる。

3. 脱血酸素飽和度

V-V ECMOは血液を静脈から脱血し静脈に戻しているため、送血した動脈血を再び脱血カニューレから引き込んでしまう『再循環』と呼ばれる現象が容易に起こる。再循環が多くなるとガス交換された動脈血を効率よく全身に送ることができない。脱血回路につけた酸素飽和度モニターで連続的に脱血側の酸素飽和度をモニタリングすることで、再循環の有無を確

認できる。

　なお、V-A ECMOは再循環が起こらないため、脱血の酸素飽和度は静脈血酸素飽和度（SvO$_2$）となり、循環動態の指標としてのモニターとなる。

導入と回路交換

　V-A ECMOやV-V ECMOは経皮的にカニューレの挿入を行うが、カニューレの迷走による血管損傷の回避やカニューレを適正位置へ留置するために、通常は心臓カテーテル検査室（以下、カテ室）や手術室などでX線透視下にて実施される。しかしCOVID-19の症例では、汚染エリア拡大防止のためICUで経食エコーを用いて導入する例が多かった。

　このため、ICU内で導入するうえで必要な器材や物品をまとめ、看護師と協働してマニュアルの整備を行った。またカテ室で導入する場合は、感染防止の観点からできる限り呼吸器回路は外さないことになっていた。そのため、カテ室へ移動する際も呼吸回路の接続が外れないようテープで固定しつつ、ベッドと人工呼吸器の移動を行い、V-V ECMO装着後はECMO装置もあるため、移動には通常より人手が必要となった。

　V-V ECMOの導入基準は、人工呼吸器で対応できない重症呼吸不全（P/F比＜80）や呼吸性アシドーシス（pH＜7.2）である。しかし、COVID19は急激に呼吸不全が進行するため通常より早期に導入する必要があり、回復まで時間がかかることから長期間管理が必要となった。また、出血や人工肺の凝固による凝固因子の消費などにより、COVID-19では通常よりも回路交換を頻繁に行わなければならなかった。その回路交換も最小限のスタッフで行う必要があった★(表)。

管理中のトラブル

1. 回路の凝血

　ECMOは血液を体外で循環させているため、患者自身の観察はもちろんだが、ECMOの回路や人工肺の凝血などの観察もとても重要である。

ECMO挿入中は、通常APTTを60〜80秒前後に延長して凝血しないように管理される。しかし、回路のどこに凝血が起きやすいのか、またどのくらいの凝血であれば様子を見ていいのかなどの判断は、ECMO管理に経験の浅い看護師には難しかった。そこで、看護師の普段の観察の参考にしてもらえるように、凝血しやすい箇所を解説した図★(図版)や、許容できる凝血の程度を示した人工肺の写真を各部屋に掲示した。

2. ガス交換能の低下と汚染の防止

長期間ECMOを使用していると、人工肺は血漿漏出（プラズマリーク）を起こし、性能の限界を示すことがある。また凝血を起こすことでガス交換能が低下する。さらに、酸素チューブの折れ曲がりや酸素チューブの外れにより、ガス交換されないトラブルが生じる可能性があるため、当院ではガス交換異常時の対応フローチャート★(図版)を作成し、SpO_2の低下や血液ガスデータの異常が見られた場合に確認する手順を明確にした。

また、人工肺から漏出した血漿が環境の汚染につながらないようビニール袋を受け皿とし、袋の中に高分子吸水ポリマーを入れて固めるなど工夫した。

離 脱

血ガスの安定、肺のコンプライアンスの評価などから、回復がみられれば自己肺への換気を促した。一方で、人工肺への吹送ガス流量や酸素濃度を少しずつ減らし、血ガスをみながら離脱していく。人工肺への吹送ガス流量が2.0L/min程度、FiO_2が0.3程度まで減量できた場合に、酸素チューブを外して「オフテスト」を行う。その状態で数時間続けて血ガスが維持できていれば、ECMOを止めてカニューレを抜去する。

おわりに

ECMO離脱は治療の完治ではなく、急性期の大きな波を1つ乗り越え

ただけにすぎず、日常を取り戻すにはさらに長い時間を費やす必要がある。しかし、ECMOにより命をつなげる可能性は高く、多くの施設でも導入できる環境を整えてもらうことを望む。

　また、特にCOVID-19に対するECMOの経験においては、厳重に感染制御された隔離病棟の中で電子カルテ・電子会議システム・病室カメラを活用しながら、看護師や医師、理学療法士らが情報の共有や意見交換を行うなど幾多の工夫を試み、試行錯誤の結果、最小限のスタッフで安全にECMO管理を行うことができた。これは、各セクションの仕事の理解と連携、さらにお互いの労いによって信頼関係を構築してきた成果であった。

◉ 参考文献

・山口敦司・百瀬直樹：人工心肺ハンドブック, 改訂3版, 中外医学社, 2020, p169-182.

本文中「★」部分に関連する図版や表などを、特設サイトでご紹介しています。http://jnapcdc.com/covid-19

[2] 感染管理

重症患者受け入れ施設の
感染管理とその課題

水上 由美子

みずかみ・ゆみこ●自治医科大学附属さいたま医療センター
感染制御室室長補佐・感染管理認定看護師

はじめに

　重症患者の治療には、多くのスタッフが長時間ベッドサイドで治療にあたる。緊張感を強いられる状況に感染の不安も加わるため、今回は可能な限りシンプルで負担が少なく、なおかつ患者とスタッフの両方を感染から防護するという、今までにない感染対策の構築が求められた。

　当初より主な感染経路は飛沫感染・接触感染であることがわかっていたが、新たに「エアロゾル感染」が加わり対策を複雑化した。当院には集中治療が行える陰圧室はICU・CCUに1床あるが、複数の重症患者を受け入れるため、個室7床を有するEICU（救命集中治療室）を専用病棟とすることとした。この経験をもとに、重症患者受け入れ施設の感染管理と課題について述べる。

ゾーニング

　ポイントはシンプルに汚染エリアと清潔エリアを明確にすることである。とくに前者は環境の汚染を少なくするために、可能な限り狭く設定することが必要となる。汚染エリアは感染源が環境に存在する可能性のあるエリアで、今回は病室とナース・ステーションまでとし、ここではPPEを着て

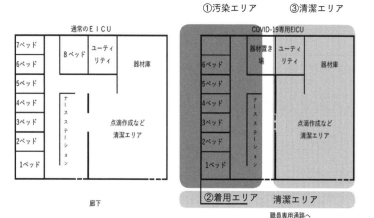

図1a　ゾーニングの実際

汚染エリアからユーティリティへの通行ができなくなるため、尿などの液体は全てオムツや吸収パッドに吸収して固形化し、汚染エリア内で処理していた。

診療や看護にあたった。その他は感染源が存在する可能性がない清潔エリアとし、出入口前の廊下側にPPEを着用する領域を設けた。そこは大量のPPEを置くため廊下が狭くなることから、職員以外の通行を禁止して一部の動線を変更する必要があった。

　幸い、EICUでは通路の2カ所を閉鎖するだけでこのゾーニングが可能であり、うち1カ所を清潔エリアから汚染エリアへの物品受け渡し窓口とすることで、業務の簡便化が可能であった（図1a-d）。汚染エリアでは病室のドアを閉め、ECMOなどの医療機器の状態をモニタリングし、病室内に入らなくても生体モニターや機器のモニターで患者の観察ができるように工夫した。

減少したPPEへの対応

　H1N1 2009を教訓として、当院では1カ月分の備蓄を行っていたためPPEが枯渇することはなかった。しかし、長期間の流行が予測されるこ

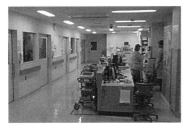

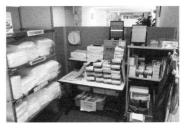

図1b（左上）　汚染エリア

病室のドア（画面左）は締め切り、スタッフはPPEを着用している。

図1c（右上）　PPE着用エリア

清潔エリアに設置し、PPEが正しく装着できているか、確認用の鏡も設置。棚には、ガウン、タイベック®、手袋、帽子、サージカルマスク、N95マスク、フェイスシールドなどが並んでいる。手前右側はX線検査時に使用するプロテクター。

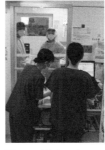

指示を確認して点滴を作成し、画面中央下にある小窓から汚染エリアへ渡す。

図1d　減少したPPEへの対応

とや納入が不安定であること、COVID-19は特徴的な症状がなく臨床診断・検査診断が難しいため疑い患者をオーバー・トリアージせざるを得ないなどの理由から使用量が予想を上回り、一部業務のPPE使用を制限し、COVID-19専用病棟での使用分を確保した。

　それでもN95マスクの単回使用はできず、サージカルマスクを上から装着し、こちらを単回使用して飛沫汚染を防いだ。そして厚生労働省の通知「N95マスクの例外的取扱いについて」に基づき、1枚のマスクを5日間ごとに、機能が破綻するまで使用した。

　また通常は、フィットテストに合格したN95マスクの使用を職員に指導しているが、必要量が購入できず厚生労働省や県および市からの支給品を使わざるを得なかった。支給品は多種多様であったため、誰にフィットテストを行いどのマスクを提供するか判断が必要だった。当院では定量式のテストを行っていたことから、新たに必要とされる全職員に行うことは物

的にも人的にも不可能であった。最終的にはCOVID-19陽性者を担当する職員のみテストを行って提供したが、その他の職員にはフィットチェックのみにせざるを得なかった。

　ガウンの備蓄も急速に減少した。しかし、平常時に使用する手術用のリユースガウンが契約でき、これを用いることことでディスポーザブル製品の使用量を減らし、不足分を補うことができた。また、ゴーグルも備蓄していたが、職員からは顔全体を覆うフェイスシールドの希望が高かった。しかし備蓄がないため、処置が多い重症病棟はフェイスシールドを単回使用とし、軽症者を担当していた病棟は眼鏡型ゴーグルを毎回次亜塩素酸ナトリウムで浸漬消毒して使用した。さらに、患者が減少した病棟スタッフの協力を得てフェイスシールドを作成することで、必要量を確保した。

　このように、約1カ月分の備蓄があっても診断の難しさ故に、予測以上のPPEが消費され、職員の安全を確保するためには平常時にありえない使用方法を強いられたが、幸いなことに感染は起こらなかった。

患者の家族の感染対策

　新型コロナウイルスの悲惨さは感染症そのものだけではない。患者・家族は濃厚接触者であることから、COVID-19陽性者と最終接触後14日間は病院に立ち入ることが禁止となる。それでも軽症者であれば、特例として許可されたスマートフォンなどで家族と連絡をしていただけたが、重症者は医療従事者から電話で患者の状態を連絡していた。これについては家族看護の項（p.36）を参照されたい。

　また、感染の不安から病院に来ること自体をためらう家族もいたが、来院を希望した家族には、清潔エリアからモニターを介した面会をお願いした。COVID-19により亡くなられた著名人のご家族が語っておられたように、臨終の場には立ち合うことができず、納体袋にご遺体を納め、病院から直接火葬場へ搬送し遺骨になってからの対面となった。これは家族のみならず、医師・看護師をはじめ患者に関わった医療者にも心理的な負担が

大きく、看護師長がスタッフの気持ちを聴きとり、心理面の支援を行った。

スタッフへの関わり

　専用病棟となってからスタッフが最もつらく感じていることは、自身が感染することではなく、帰宅後に同居者へ感染させるのではないかという不安であった。そこで当院における感染対策と、家庭内での感染対策についてパンフレットを作成し配布した。

　また、EICUでは連日の勤務後にスタッフ同士での振り返りを行っていたが、そこで出された意見は感染制御室や関連部署によって改善を図るなどの対応を行った。

感染対策のモニタリングと課題

　感染対策を実践しているのは「人」である。PPEを着けた緊張を強いられる長時間の勤務が長い期間続くため、人為的なミスが起こらないように支援する必要があった。そのため、連日の感染対策の確認と職員の健康観察に注意を払い続けた。数人の職員が発熱や体調不良を訴えたが、その都度、保健所の協力を得て早期にPCR検査を実施するなど感染の有無を確認し職員の健康管理を行った。幸い、第1波では職員の感染は起こらなかった。

◉ 参考文献
・日本環境感染学会：医療機関における新型コロナウイルス感染症への対応ガイド第3版（http://www.kankyokansen.org/uploads/uploads/files/jsipc/COVID-19_taioguide3.pdf）
・厚生労働省 事務連絡令和2年4月10日(令和2年8月4日最終改正)：N95マスクの例外的取り扱いについて（https://www.mhlw.go.jp/content/000621007.pdf）
・国立感染症研究所：新型コロナウイルス感染症に対する感染管理（2020年6月2日改訂版）（https://www.niid.go.jp/niid/images/epi/corona/2019nCoV-01-200602.pdf）

[3] 看護ケア

重症患者に生じる苦痛と
その全人的看護

中川 温美

なかがわ・あつみ ● 自治医科大学附属さいたま医療センター 集中ケア認定看護師

はじめに

　COVID-19の重症患者は、多くの医療機器が装着されたまま治療期間が長期化し、病態が安定するまで月単位で複数の鎮痛・鎮静薬や筋弛緩薬の投与が必要であった。本稿では痛みをはじめとした苦痛を体験している患者に対する全人的な看護を述べる。

COVID-19重症患者に生じている苦痛

　国際疼痛学会では、痛みを「実際の組織損傷もしくは組織損傷が起こりうる状態に付随する、あるいはそれに似た、感覚かつ情動の不快な体験」[1]と定義している。痛みは患者にとって苦痛であり、最大のストレスである。身体的機能や社会的および心理的な健康に影響を及ぼし、回復過程を阻害する要因となる。精神的苦痛は症状として現れにくく、突然の危険行動として現れる可能性がある。また、精神的不安はその人らしさまでをも抑制してしまう。患者だけでなく、家族からも話を聞き、患者のニードにあわせて多角的に理解して、痛みのケアにあたる必要がある。痛みを含む苦痛症状の特徴を**表1**に示す。

表1　COVID-19重症患者に生じる苦痛

身体的苦痛	病態そのものによる呼吸困難感、疲労感、倦怠感、気管挿管による痛み、ECMO や CRRT などのライン留置による痛み、安静（不動や ICU-AW）に伴う痛み、吸引や体位変換で生じる痛み、病勢による呼吸困難感の出現（吸気努力の増加、呼吸器との非同調）、代替療法のための複数の医療機器やデバイスの装着、繰り返される侵襲的処置（カテーテル交換、気管切開など）、不眠
精神的苦痛	見通しの立たない経過や予後、家族や仕事・経済面などに関する不安、恐怖感、気分の落ち込み、憂鬱・抑うつ状態、苛立ちや怒り、回復への焦り、隔離環境による孤立や孤独感、せん妄、眠りたいのに眠れない
社会的苦痛	病気のために仕事に行けないなどの仕事上の問題や経済的な問題、ソーシャルディスタンシングによる家族やコミュニティからの隔離、情報リテラシー（差別や偏見などの社会的スティグマ）の問題
霊的苦痛	人生の意味、苦しみの意味、心配や怒りによる精神的穏やかさの消失／なにもできない、体が動かないなどの身体的コントロールの喪失／この先どうなるのかといった将来のコントロールの喪失／「なぜ私なのか」という生死を考えるときの不安や恐怖、未知の感染症に対する不確かさ

看護の実際

1. 鎮静管理中の痛みの緩和

　COVID-19重症患者は鎮静・鎮痛管理によって、患者自身が体験する痛みを訴えられない場合が多くあった。**表1**に挙げた苦痛を全人的に理解し、軽減させるために鎮痛やコンフォートなケアを提供することは、患者のストレス反応を減少させ、療養生活の中で快適さや安楽さを支持することにつながる。

　そして、長期の鎮静状態は、身体の不動化による廃用障害（筋萎縮や関節拘縮）、運動能力の低下、下側肺障害、便秘、褥瘡、自己コントロール感の喪失などの弊害が生じ、それらの存在は患者の日常生活に苦痛をもたらすといわれている[2]。しかし、COVID-19重症患者の病状は不安定で長期間の鎮静管理が必要であったため、身体の不動化に対する介入を積極的に

行うことが課題であった。

たとえば実際に、強い吸気努力の出現や呼吸器の非同調は患者の苦痛の原因として捉え、目標とする鎮静深度にあるか、血圧や脈拍、呼吸のモニタリングとあわせて定期的に評価した。また、人工呼吸器の設定が患者にとって適切となるように調整した。さらに、日中に短時間でも鎮静薬を減量することはできないか、医療チームの中で議論された。

2. 睡眠障害への介入

病勢が落ち着いた患者に対しては、ECMOや人工呼吸器からの離脱とADLの改善を目標に離床を進めた。患者は頻呼吸・咳嗽・下肢の痛み・不眠・疲労感などが複合した症状が出現していた。不眠に対して睡眠薬を使用し、下肢の疼痛にはアセトアミノフェンを使用した。咳嗽には鎮咳薬や局所麻酔薬の吸入を行った。それぞれの痛みに対して薬物療法を行っていたが、咳嗽や看護師の訪室で覚醒したり、咳嗽や体位変換時に下肢の疼痛による苦悶様表情がみられるなど、安楽をもたらすには至っていなかった。不眠や不快感、疲労は痛みの閾値を低下させる因子であるため、苦痛の介入の視点を睡眠障害におき、看護介入の修正を行った。

夜間の良質な睡眠確保のため、睡眠薬と鎮咳薬の投与、看護師による体位変換の代わりにエアマットの自動体交モードを使用した。抑制帯は使用せず、室外からの観察を行った。患者に呼吸困難感がみられた場合には、吸気努力の強さ、呼吸補助筋の使用状況を観察し、モードやトリガーなど人工呼吸器の設定が適切であるかを検討し、医師とともに調整した。併せて、呼吸困難という苦痛を感じていることに共感し、呼吸が落ち着くまで患者のそばに付き添った。下肢の疼痛に対しては患者が希望すればアイシングを実施し、痛みが和らぐ下肢のポジショニングを患者とともに調整した。

病勢が落ち着いたとはいえ、COVID-19の症状でもある疲労と呼吸困難感が続き、患者にはとてもつらい時期であったと思われる。それでも回復への希望を強くもち、忍耐強く理学療法に取り組むことができていた

のは、家族面会の実現によって精神的な安定を得ることができたからであろう。これらの介入によって、睡眠剤を使用しながらではあるが、患者は徐々に熟睡感を得られるようになっていった。睡眠は心身の活動を正常化するうえで重要な身体活動の一つである。良質な睡眠のために患者の心身と療養環境を調整していくことの重要性を改めて実感した。

3. 筋力低下からの身体的コントロール感の喪失への介入

　ECMOから離脱したある患者は、ADLの向上を目指して理学療法を進めていた時期に，
手足の筋力低下をとても気にしていた。夜間は薬剤を使用しても開眼していることが多く、気になることやつらいことはないか問いかけると、「この状態はいつまで？」と現状を確認する言葉が聞かれた。

　この頃、留置されている挿入物の部位や自分の置かれている環境を理解できるようになっていた。また、スピーチカニューレに切り替わり、会話や食事の経口摂取ができるなど、少しずつではあるがその人らしい日常も取り戻しているようだった。ベッドから車椅子への移乗の動作を拒んでいた際には「怖いし、動くと頭がグルグルするんだよね、だから嫌なんだ。ずっとではないんだけどね、自分では力が入らないからね」「歩くことができるか」「どうして自分はこんなに悪くなったのか」などと話された。見通しの立たない病態の経過や、筋力低下により体が動かないことなど、身体的コントロール感の喪失による苦痛があるのではないかと考えられ、身体・精神の両面から看護介入を修正し実践した。

　理学療法を継続して取り組めるよう患者とともに目標と計画を立てて、患者の希望に添えるように調整した。患者の取り組もうとする気持ちを大切にしつつ、車椅子への移乗や動作時には看護師5人で実施すれば安全であること、ベッド上でできる活動も看護師や理学療法士が付き添い支援することを説明し、「大丈夫だ」という感覚が持てるように関わった。実施後には、マッサージや足浴などを行いながら、患者自ら主体的にできていた

ことについて、ねぎらいの言葉をかけるなどした。

　上記の介入から、「気持ちいい、ありがとう」「筋力戻るかな」「頑張る」と前向きに取り組もうとする様子が伺えた。「リハビリは最初つらかったけど今は楽しいよ」「2回でも3回でもやりたい」と回復期へ移行した後も意欲的に取り組んでいるようだった。

　患者が感じる苦痛は、病気に伴う苦痛、病気のつくり出す環境によって生じる苦痛、治療そのものや薬の副作用によって生じる苦痛、病気とは関係のない苦痛、そして苦痛によって生じる新たな苦痛があり、それらは連鎖していた。不眠や夜間の覚醒が続いていたことは患者の苦痛であると捉え、その原因を知ろうと患者に問いかけたり、思いをくみ取ろうとする姿勢は、患者をより快適にしようとするケアリングの要素の一つである。私たちの看護介入が療養環境の質に影響を与えるという認識をもって、言葉やしぐさを選び、患者の全人的苦痛と向き合っていくことの大切さを実感した。

おわりに

　第1波では、未知の感染症に対する不確かさがある中で看護実践していくことの困難さがあった。COVID-19重症患者に生じていた全人的な苦痛を理解し、顕在化する苦痛を取り除くこと、そして今ある苦痛が回復していく患者の生活の質を左右するかもしれないと予測しながら介入したことが、第1波において当院が行えた最善の看護であったと考えている。

　今回の疼痛緩和では、ICUに関連する医師・看護師・理学療法士を中心とする医療チームが介入した。今後の第2波、第3波では、症状緩和のスペシャリストでもある緩和ケアチームなどと連携していくことも検討が必要である。また、患者の全人的苦痛に対しては本人の希望や価値観、それぞれのコーピングスタイル、支えとなるものなどを含め多角的な視点で情報を集め、患者にとって最善の看護が受けられるよう取り組んでいきたい。

　●参考文献

- 江川幸二：クリティカルケア看護に活かすComfort の概念とComfort ケア, 日本クリティカルケア看護学会誌, 10(1), 1-10, 2014.
- 金正貴美：Comfort の概念分析, 香川大学看護学雑誌, 20(1), 1-14, 2016.
- 大西陽子・村井嘉子：クリティカルケア領域における浅い鎮静深度で管理されている人工呼吸器装着患者に対する看護実践の特徴, 日本看護科学会誌, 39, 245-253, 2019.
- 古賀雄二・深谷智惠子：日常性の再構築をはかるクリティカルケア看護 基礎から臨床応用まで, 中央法規, 2019, 156-166 / 168-185 / 398-407.

◉引用文献

1）日本疼痛学会：改定版「痛みの定義：IASP」の意義とその日本語訳について.（http://plaza.umin.ac.jp/~jaspain/pdf/notice_20200818.pdf）〔2020 年 8 月 19 日確認〕

2）Society of Critical Care Medicine：集中治療室における成人患者の痛み, 不穏／鎮静, せん妄, 不動, 睡眠障害の予防および管理のための臨床ガイドライン（https://www.sccm.org/getattachment/Research/Guidelines/Guidelines/Guidelines-for-the-Prevention-and-Management-of-Pa/PADIS-Guidelines-Japanese-2019.pdf?lang=en-US）〔2020 年 7 月 31 日確認〕

[3] 看護ケア

「あいまいさ」の中で生きる
家族の看護

梶原 絢子

かじわら・あやこ●自治医科大学附属さいたま医療センター急性・重症患者看護専門看護師

家族支援の危機

　入院中の患者は家族の存在によって回復意欲が促進され、患者・家族と医療者が定期的なコミュニケーションの機会を持つことが意思決定のプロセスにおいて不可欠である。近年では、重症患者の集中治療室退室後に認知機能障害や精神障害を生じる集中治療後症候群（Post Intensive Care Syndrome：PICS）が問題視されているが、家族自身の不安、抑うつ、心的外傷後ストレス障害など（PICS-Family：PICS-F）を回避するうえでも、家族による看護・医療への関与が重要とされている。

　しかし、COVID-19パンデミックの際には訪問者の面会禁止といった措置が医療システムとして必要であった。そのため家族は、患者と連絡がとれない状況で自宅に待機するしかなく、場合によっては複数の家族員が入院するという問題にも直面していた。

　そして地域により回復経過に差があるものの、筆者は重症患者の約半数を短期間のうちに看取ってきた。家族が日々の面会だけでなく、患者の人生の最期にすら立ち会うことができない中で、筆者は家族の支援に対して危機を感じていた。

人々の健康問題 ―喪失・悲嘆―

　人々はCOVID-19パンデミックの中で、これまでの日常生活、予定していた行事や旅行、友人やコミュニティとのつながり、仕事、尊い命までをも失うという経験をしている。そこには、新しい生活様式に配慮した非日常の感覚、これまでの日常が戻ってくるのかといった不確かさ、理由がはっきりしない寂しさや違和感が生じがちである。このような終わりの見えない感覚は「あいまいな喪失」と呼ばれ[1]、そうした状況では通常の悲嘆のプロセスを経ることができず遷延化する「複雑生悲嘆」にも陥りやすく、病的な反応に変わることがある。

　あいまいな喪失は、公に悲しむことができず孤立しやすい特徴があり、家族間でもコミュニケーションが分断され、互いの関係性に重大な影響が生じる。本人にどのような言葉をかけてよいのかわからず、周囲から認められにくい「公認されない（社会に認められない）悲嘆」を経験し、悲しみから回復することがより困難になるといわれている[1]。支援においては、見通しのきかない日々を生きていけるようにすることが重要であり、安易に区切りをつけさせたり、白黒をはっきりとさせようとしてはいけない。それも個人だけの問題ではなく、広く家族全体やコミュニティに視線を向けて、レジリエンス（解決困難な状況で安定して生きていく力）を回復できるように働きかけ、人々の生きる力を培っていかなければならない。

　そしてケアの担い手となる医療者自身にも同様に、悲嘆のケアを考慮すべきであるが、実際には苦悩する自分自身を受け入れられず、自らをケアしながら看護を続けることが難しくなる状況も見られた。スタッフを管理する者がよく注意を払い、早い段階で異変に気づける十分な心遣いと、悲嘆を感じている看護師への対処を検討することが必須である。

家族看護の実際

　集中治療室におけるCOVID-19に罹患した患者の家族のニーズとして、

①情報を受け取ること、②安心感を得ること、③傾聴、④家族との関係の維持、⑤悲嘆のプロセスのサポートが挙げられており[2]、それらを参考にEICUにおけるパンデミック禍での新たなケアシステムの構築を考えた。

　まず、医療者からの正しい情報提供は、なすすべのない家族の状況に意味をもたらし、安心感を与えることで、こうした状況にも耐えうる状態にする[2]という意義がある。そこで、複数の医師・看護師が協議し、医師から家族へ定期的に電話をかけることでこれを実現しようとした。平常時には、医師の説明の場に看護師が同席し、内容を咀嚼しつつ必要に応じて補足をし、対話後の家族の反応を捉えてさらなる介入のタイミングを判断したりプランニングも行えるが、それができずにいた。

　筆者も、家族の合意を得て定期的な電話連絡を交わす機会を設けていたが、そこではさまざまなニーズを把握するだけにとどまらず、電話口で泣きだしたり、病院の繁忙さを察して連絡することを躊躇したり、病院の入口まで来てみたが誰にも声をかけられずに帰った人もいて、家族それぞれが抱える個別の問題に直面することになった。

　家族の深刻な懸念を安心感へと変えていくためには、患者に苦しみのない最善のケアが提供されていると伝えることが不可欠であり、それらは臨床的な観点だけでなく、家族と医療者の関係性という面からも求められる[2]。たとえば、自身で操作ができる患者には携帯電話や電子タブレットの使用を許可したり、それが困難な場合はベッドサイドにカメラを設置して、オンタイムの映像を家族へ提供するリモート面会も実施した。電話での会話やリモート面会は、家族の疑問に答えるだけでなく、医療者の存在をリアルに感じ取ってもらえることから、関係性を築くためにも重要であり[2]、院内の情報管理部門より助言を得つつ、同様の必要性を感じていた医師らと連携することで実現に至った。

　そのほかには、患者の日々の変化や、看護師が提供しているケアの意図と患者・家族への思い、行われている治療とその反応などを、毎日日記に綴った。これも家族との合意のうえで始めたが、やがてその取り組みに賛

同者が増え、医師や他職種にも広がった。先に述べた PICS・PICS-F でも、日記を振り返ることで効果が示されているが、今回はどちらかといえば患者と家族の物理的な距離によって空白となった時間を埋めるための手だてであり、両者を再び結びつけることを目的とした。とくに、死別を経験する家族にとって、患者が懸命に生きようとしていた姿や最大限の処置やケアがなされたという事実、回復への希望を持ち続けて寄り添っていた医療者の姿が、日記の文面を通して届けられるようにと考えた。

　さらに、臨死期の患者とその家族に対して、汚染エリアと清潔エリアを仕切るガラス越しでの面会も経験したが、家族からは「その場に居られたというそのこと自体が重要であり、患者が医療者にも支えられていた事実を目の当たりにして、安らかな表情を見られたことに意味があった」という言葉をいただいた。看護師と家族が、療養者への看護や看取りの意味を分かち合うことは、それがたとえわずかな時間であっても、遺族にとって意味のある体験となる[3]。医療者が家族の悲嘆を受け止め、感情を解放できる機会をつくることが、悲嘆のプロセスをサポートするための重要なケアであることを意識しておきたい。

　傾聴のニーズについては、心理学の専門家が介入することで、医療者を家族の感情から保護しつつ、家族の思いを代弁し、経験したことや言葉にできないことを形に変えられることが示されている[2]。したがって、ケースによっては精神科の医師や心理士と協働することも有益であろう。

家族看護の課題

　新興感染症パンデミックの時代において、患者と家族の間のコミュニケーションを増やすためには、現代的な戦略が採用されるべきだという見解がある[4]。一方で、テクノロジーを駆使した遠隔医療は個人情報の漏洩などのリスクがあることと、高齢者や過疎地域の人々にはアクセスがしづらく、格差を生み出す可能性があることも忘れてはならない。テクノロジーを通じたつながりによって、社会的孤立や孤独の緩和が期待されている

が、倫理的および法的な面での整備が待たれることと、患者・家族に対する長期的な影響がまだ明らかにされておらず、今後の調査が必要である。

　そして、この状況を特殊災害の一つとして捉えるならば、あいまいさの中で生きる人々に対するグリーフケアやレジリエンスへのアプローチが期待される。そのためには病院という枠を超えて社会の中で支援できるプラットフォームが造られるべきだと感じている。また、このパンデミックが人々の生活において家族の役割がもつ重要性をより深く認識させ、その機運の高まりが、危機とその後における家族看護の重要性をより強く訴えることの後押しをするであろう[5]。今後は各施設で、多職種による家族支援を検討・実践していくための体制構築が望まれることや、家族看護の専門家育成やその活用と、看護師教育の必要性も示唆される。

　COVID-19パンデミックは我々に前例のない経験を与えているが、看護師は特別な看護を提供しているわけではなく、必要な場面で必要とされる介入を、形を変え実践しているに過ぎない。看護を取り巻く世界が変化しても、人々の健康上の問題の捉え方や問題解決のあり方という看護の本質に立ち返ることで、為すべき行動が見えてくると筆者は考えている。看護の力を発揮し、人々が困難な状況で生きる意味とその支援を探求し続けていくことが望まれている。

◉引用文献

1）瀬藤乃理子：「喪失」に直面する人へのケア～「あいまいな喪失」という概念と、それに対するケア, 訪問看護と介護, 25(5), p.364-369, 2020.

2）Lissoni, B., et al. : Promoting resilience in the acute phase of the COVID-19 pandemic: Psychological interventions for intensive care unit (ICU) clinicians and family members, Psychol Trauma, S1, p.S105-S107, 2020.

3）児玉久仁子：終末期から始める家族へのグリーフケア～家族へのグリーフケア 基礎知識と家族看護学に基づく支援, コミュニティケア, 19(8), p.14-19, 2017.

4）Ingravallo, F. : Death in the era of the COVID-19 pandemic, Lancet Public Health, 5(5), e258, 2020.

5）The COVID-19 Pandemic: A Family Affair, J Fam Nurse, 26(2), p.87-89, 2020.

[4] 理学療法

COVID-19 における
リハビリテーションの課題

安部 諒　谷 直樹

あべ・りょう／たに・なおき●自治医科大学附属さいたま医療センターリハビリテーション部

はじめに

　当院では理学療法士（以下、PT）の介入を重症病棟（EICU）・軽症者用病棟・疑い症例の3区分に分けて、PT2名を専任担当者とした。専任PTは予防策のトレーニングを受けていたが、慣れないPPEを装着した状態での動作介助や飛沫を防ぐために患者の正面での介助が難しいことなど、普段の臨床とは異なる点がいくつかあった。普段ICUで使用しているEMSや臥位用のエルゴメーターなどの物品を持ち込めなかったことも、通常より効果的な訓練を行いづらかった要因の一つである。

　また、看護師との連携でも、普段であれば病棟リハビリテーション（以下、リハビリ）として提案していた端座位や車椅子乗車など、接触を伴うリハビリがどの程度可能なのか、双方で判断に迷うことが多く、通常の介入と異なっていた。PTは3つの区分別に独自の介入基準を設け、介入頻度を定めていた。以下に詳しく述べる。

介入基準

　EICUにおいては、筋弛緩薬を要した場合や多数の併存疾患を既往にもつ高齢者など、ICU-AWの可能性が高いと予測される場合に、RASSが

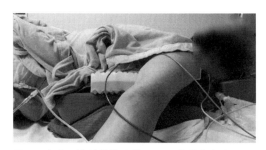

図1　自作の腹臥位枕を使用した腹臥位療法

−2〜+1となった時点で集中治療部医師と介入の必要性を検討した。とくに腹臥位療法に対して、背臥位から腹臥位への体位変換時に介入した。

　PTの介入は、褥瘡多発部位（骨突出部）への除圧がなされているかを確認すること、体格や関節可動域などを考慮した体位を選択できること、平日日勤帯は同一スタッフの介入が可能であることなどの点において意義があった。また、現場の医師・看護師らが統一した手順で腹臥位療法を行えるように指導的立場で介入していた。

　当院の腹臥位療法は午後5時から翌朝9時までの16時間実施することを基本としている。患者の体型、関節可動域、骨突出部などを評価し、腹腔内臓器の圧を解放することや褥瘡予防を目標として、自作の腹臥位枕（**図1**）を作成し、実施していた。半数に表皮剥離が出現したものの、真皮より下層に及ぶ褥瘡の発生はなかった。また、臨床だけではなく看護師とともに模擬患者を用いて実際に腹臥位療法を経験する機会を設けた。その様子を動画にし、模擬訓練に参加できなかった看護師にも安全で統一された方法を周知する役割も、専任PTが中心となって行った。

　軽症者用病棟における介入基準では、軽症患者には直接介入せず、著しく運動機能が低下することが予測される患者にのみ介入した。自立歩行が可能な患者はADLやQOLの維持を目的として運動指導パンフレットを用い看護師に自主練習を行うよう依頼した。このパンフレットは、筋力低下、柔軟性低下、ADL低下を予防することを目的とした運動療法に関する資

料で、PTがオリジナルに作成した。入院前より自立歩行が困難な症例と、自立歩行が可能な症例の2種類[★(図版)]があり、軽症者用病棟に入室するすべての患者に配布し、発熱やバイタルサインなどの状況に合わせて実施するよう看護師に提案した。

　また、隔離・安静を余儀無くされ、ADLが著しく低下した一症例に対して、医師から理学療法が処方されPTが運動機能・ADLを評価した。その後のリハビリは看護師に対して、①ベッド上でできる運動指導、②動作介助のポイントの指導、③適切な歩行補助具や自助具の貸し出しを行った。PCR検査で陰性が確認されるまでは看護師によって機能維持を目標とした介入計画が検討・実施され、陰性が確認されてからは理学療法士が連日介入することで、入院前のADLを再獲得することができた。

　疑い症例への対応では、COVID-19の可能性が低くPCR検査が不要であった患者は通常どおり実施し、PCRで陽性が確認されれば、上記の重症度別の介入を行った。再検査でPCR陰性が確認され、EICUから一般病棟へ移動した患者には、量・質ともに平常時の介入が実現できたといえる。

介入頻度

　EICUにおける深鎮静の段階では、リハビリの主体は拘縮予防となるため、直接的な介入は行わず看護師の実践の範囲に委ねていた。腹臥位療法は延べ6回実施し、そのすべてで理学療法士が介入を行った。

　深鎮静終了後には、患者の呼吸状態が改善傾向しRASS −2〜＋1が得られた段階で集中治療部医師とともにカンファレンスを行った。全身状態が改善傾向であり、PCR検査で陰性が確認されるまで数日であることが予測された患者については、陰性確認後の介入とした。陰性確認まで長期間を要することが予測された場合には、理学療法士もPPEを着用して入室し、速やかに離床を開始した。当院の運動療法開始時期は入院から中央値23（四分位範囲9〜28）日後であった。

ICU関連筋力低下（ICU-AW）について

　重症患者は長期の鎮静管理・人工呼吸器管理を要する状況にあり、当院では運動療法を行えるまで改善した患者は中央値24（5〜27）日の深鎮静管理を行っていた。ICUでの鎮静管理を継続する中で問題となるのが、左右対象の四肢筋力低下を呈する症候群の総称であるICU-Acquired Weakness（ICU-AW）であった。ICU-AWに対して有効な治療は確立していないが、早期リハビリテーション[1]と神経筋電気刺激療法（Electrical Muscle Stimulation：EMS）[2,3]などに有用性が期待されている。

　早期リハビリテーションとは、一般的に発症から48時間以内に行われる呼吸機能、摂食嚥下機能、消化吸収機能、排泄機能、睡眠機能、免疫機能、精神機能、認知機能などさまざまな機能を維持・改善・再獲得するための多様な取り組みを行うことと定義されている[4]。今回、ECMOを必要とする重症患者については48時間の定義には当てはまらないことが多かったが、当院では理学療法が可能な状態となってから可及的速やかに開始した。具体的には後述する関節可動域練習、自動介助運動、自動運動、頭部を挙上したヘッドアップ座位、端座位や車椅子座位での重力負荷、立位・歩行練習・座位でのエルゴメーターなどが含まれる★（図版）。

　そして、EMSは意識障害や鎮静剤の使用などの影響で患者の協力が得られない場合でも骨格筋を収縮させるメリットがある。すでに先行研究でも多数の効果が示されており、骨格筋の減少率を抑えることができる可能性がある。当院ではPCR陰性が確認された後にベルト式骨格筋電気刺激療法（B-SES）を使用した。とくにICU-AWが重症である患者に対して、1日15〜50分、立位練習が可能となるまで連日実施した。

リスク管理

1. ECMO装着下での離床について

　ECMO装着中に起立台を使用した立位練習の経験はあったが、今回は

起立台にマンパワーの負担がかかることや、搬入出に感染リスクが伴うため端座位練習を行った。実施にあたり以下の点に注意した。

- 医師、臨床工学技士が同席する。
- 端座位は必ずECMO側で行う★(図版)。
- 頸部の送血管は必ず医師が管理する。
- 鼠径部の脱血管およびflowの確認は臨床工学技士が行う。
- 鼠径部の脱血管が屈曲しないよう、股関節屈曲60度を目処に介助者にもたれながら座位をとる。

これらの注意点を確認しながら多職種で介入し、10〜15分程度を目標に離床を行った。計7回実施した中で、1回は鼠径部の脱血管刺入部から滲み出る出血があり中止したが、圧迫止血で対応可能であった。

2. 易出血への対応

長期間のECMO管理に加えて凝固障害が特徴的であったCOVID-19の管理においては、易出血性を伴う症例がほとんどであった。中でも鼠径部の出血の後遺症である血腫による股関節の関節可動域制限がリハビリの進行を著しく妨げた症例が複数あったため、紹介する。

ECMO管理中に大腿動脈への自然出血が出現し血管内治療により止血が得られていたが、鼠径部〜大腿部にかけて大きな血腫が残存した。ある症例では大腿周径の左右差が20cmに及ぶほど大きな血腫であった。鼠径部の血腫の存在は股関節の可動域に大きな影響を及ぼし、股関節が30°程度しか屈曲しない症例もあった。

理学療法士による関節可動域練習を開始したが、強い疼痛も伴い、積極的な関節可動域練習は困難であった。股関節屈曲の可動域制限は、端座位のみならず、立ち上がり動作や車椅子移乗動作にも大きな影響を及ぼすことになった。通常の立ち上がり動作は足を手前に引き、端座位から体幹を前傾（相対的に股関節が屈曲する）した後に立ち上がる★(図版)。しかし股関節が屈曲しない場合は重心を前方へ移動させることができず、スムーズに

立ち上がることが困難であり、これは車椅子への移乗動作にも通ずる。

　このような患者に対しては臥位のまま患者の身体の下にタオルを敷き、リクライニングした車椅子に全介助で乗車し、徐々にリクライニングを起こしていくことで、股関節の疼痛を最小限にしながら股関節の可動域練習と車椅子座位の耐久性向上を同時に図ることが可能となった。

今後の課題

　今回最も苦慮したのは、PTの介入対象である患者に対して早期から十分に介入できなかった点である。PPEの消費や感染拡大リスクを少しでも軽減するため、PCR検査が陰性になるのを待たざるを得なかった。しかし重症患者には壮年期の患者も多く、いち早く社会復帰が望まれることを考えると、通常のICU患者と同様に早期からの運動療法を開始して、少しでも身体機能・ADLを維持する必要がある。今後は、PCR検査の結果の有無に関わらず、PT・看護師が躊躇なく早期離床を含むリハビリを開始できる環境を整えていく必要があるだろう。

◉引用文献
1）Schweickert, W.D., et al. : Early physical and occupational therapy in mechanically ventilated, critically ill patients: a randomised controlled trial. Lancet, 373(9678), 1874-82. 2009.
2）Hirose, T., et al. : The effect of electrical muscle stimulation on the prevention of disuse muscle atrophy in patients with consciousness disturbance in the intensive care unit. J Crit Care, 28(4), 536 e1-7. 2013.
3）Nakamura, K., et al. : Efficacy of belt electrode skeletal muscle electrical stimulation on reducing the rate of muscle volume loss in critically ill patients: A randomized controlled trial. J Rehabil Med, 51(9), 705-711. 2019.
4）Hodgson,CL., et al. : Clinical review: early patient mobilization in the ICU. Crit Care, 17, 207. 2013.

本文中「★」部分に関連する図版などを、特設サイトでご紹介しています。http://jnapcdc.com/covid-19

患者・家族への対応をめぐる倫理的ジレンマ

今長谷 尚史

いまはせ・ひさし●自治医科大学附属病院 集中治療部

はじめに[1,2]

クリティカルケアは人・物・時間など多くの医療資源を必要とする医療である。COVID-19 においてはより多くの医療資源を必要とするため、その供給と医療・ケアの需要との均衡を考える必要がある。感染拡大した地域では、時期に応じて必要とされる医療・ケアの種類や量が変化していきつつ総量として増えるため、しばしば相対的に医療資源の不足が生じ、平常時とは異なるかたちで分配に配慮し、医療・ケアを提供する必要がある。

実際にはさまざまな不確実性から、こうした医療資源の分配や医療・ケアの実施にあたり、規律ある倫理的意思決定がなされない可能性がある。そのような現場では、倫理的な考察などしている時間はないという意見もあるだろう。しかしながら、現場の医療者各自の判断だけで意思決定を行えば、意思決定の倫理的な一貫性[※1]、透明性[※2]が保てなくなる恐れもある。そのため、あらかじめ倫理的ガイダンスを組み込み、医療資源の分配について明確かつ具体化し、それをもとに意思決定を行っていく必要がある。

そのうえで、現場で医療ケアを行う医療者や患者・家族らへ情報提供とその共有について、それぞれの立場に配慮しつつ対応することが重要だ。

ここでは、クリティカルケアの現場において患者・家族らに対応する際

の倫理的ジレンマ[※3]と、医療資源の分配についての考え方を述べる。また、患者・家族らと医療者に対する倫理的配慮について示す。

倫理的ジレンマとその基本的な対応について [3]

1. 医療資源の分配 [4]

　平常時の医療では患者個人に焦点を当てているが、パンデミックにおいては個人だけではなく、社会全体に視点を置き医療資源（人・物・時間）の分配を考え医療が行われる。さらに医療スタッフの防護資源、隔離室、薬剤（ワクチンや抗血清を含む）、人工呼吸器などの不足にも対応が迫られる。

　このような状況での医療資源の分配は、より多くの人々がより大きな利益を得られるようにする功利主義[※4]の考え方を拠りどころにしている。しかしながら、「社会全体の利益と幸福」の計算は難しく、次のようないくつかの異なる考え方がある[5-7]。

①Utilitarian principle：救命数を最大限にする→短期的生命予後のみを重視し、救命できる可能性があれば救命する。

②Instrumental value principle (the multiplier effect)：災害時に重要な機能を担う人員が優先される。（例＝医療者にワクチンが優先される）

③Broad social value principle：社会にとってより価値のある人が優先される→「価値」の判断が主観的であり、支持されていない。

④Maximizing life-years principle：救命数だけではなく、「救命した人生の期間」を最大限にする→同じ60歳の患者が2人いた場合、他に合併症のない、より長く生きそうな人を優先する。

⑤Life-cycle principle：人生の各フェーズを生きる権利を平等化する→10歳と50歳の患者がいた場合、10歳の患者の50歳まで生きる権利を優先する。

　このような法則をもとに、いくつかの具体的な対応を考える。たとえば、不可逆的に生存不可能となった患者の生命維持治療を中止して、その

医療資源を救命される可能性の高い患者へと分配するなどである。

　医療資源の分配の倫理的ジレンマとその対応については本書の特設サイトにて紹介しているが[★（一覧表）]、対応方法の一部については、適応される国や地域によって変わりうる。本邦では生命維持治療の中止は許容され難いだろう。医療資源の分配は、医療者だけでなく市民とともに議論をして特定の基準を決め、コンセンサスを得ておくことが重要である[★（追記）]。

2. 意思決定支援〜 ACP[※5]（Advance Directive[※6]、POLST[※7]）について

　COVID-19感染の一般的な経過を考えると、発症・診断から重症化してクリティカルケアを要する状態となるまで、数日間の時間があることが多い。あらかじめ、患者・家族らと治療方針について話し合っておくことができるだろう。とくに、高齢の患者や既往症から重症化リスクが高いと考えられる患者の場合には、治療方針について事前の協議が必要である（ACPでなく、POLSTを確認することとなる）。また、人工呼吸管理やECMO、透析などが必要になる可能性を考え、複数の医療者間で医学的適応について十分に検討しておく。

　そのうえで、入院時・入院中の治療方針変更のタイミングなど適宜、患者・家族らに情報提供していく必要があるが、パンデミックにおいては情報提供が省略されるリスクが平常時よりも生じやすく、説明の仕方・内容が統一されていないことによる問題も起こりやすい。

　また治療方針の決定においても、救命の観点からパターナリスティックな対応の傾向が強くなることを十分に留意しておく。そのバランスを取るためにも、個人の自律尊重の観点からCOVID-19の診断時・入院時より可能な限り情報を提供し、本人の希望を聴く"機会"を設けることが望ましい。

1）患者・家族ら[※8]への倫理的な配慮[12]

　医療者は、現場で医療ケアの提供に奔走しているため、医療行為に専心してしまい、患者・家族らへの配慮が不十分となりうることに留意しなけ

ればならない。とくに面会制限においてはさらなる配慮が必要である。

　多くの患者・家族らは、治療開始時や入院中にクリティカルケアの適応か否か（たとえば、人工呼吸管理を行うか？ ECMO開始するのか？ など）が判断された際に、それが意味することや今後の経過がわからず不安を覚えている。そしてクリティカルケアの適応ではないとされたときに感じる不安はさらに大きなものとなる。

　大部分の患者・家族らは、治療の制限に直面すると苦悩を感じるだろう。とくにクリティカルケアから除外される状況となり、治療を継続しながらも症状緩和を主とするケアを受ける患者・家族らは、自分たちが見捨てられたかのような感情をもつかもしれない。このような懸念から患者・家族らと医療者との間で意見の衝突が起こることもあり、そうした衝突は患者・家族らの心身面への悪影響だけでなく、医療者のモラルディストレス[※9]を増すことにつながる。

　病院への入院時および治療方針変更の通知時の両方で、病院は感染拡大時の標準的ケアや、当該患者における治療方針の根拠・背景について患者・家族らに明確に伝える必要がある。また、医療チームは予後と治療手段、および推奨される対処について説明し、患者・家族らにはそれぞれが気がかりなことを話し合ってもらい、必要に応じて緩和ケアの専門家、ソーシャルワーク、倫理コンサルタントを含む病院職員からサポートを受けられることを伝える。これらの情報をハンドアウトやポスターで伝えることで、危機的状況における治療・ケアの理解に役立つ可能性があり、さらに追加の支援を利用できるように助けることができる。

　また、医療者をサポート（結果的には患者・家族らの支援）するため、可能な限り、医療者が倫理コンサルテーションへアクセスできるようにする。電話や電子メールによるタイムリーな倫理コンサルテーションは、災害時の臨床上の疑問への対処や、医療者のサポートのほか、患者・家族らの懸念を解消できる可能性を増やす。他の標準的ケアと同様に、通常の倫理コンサルテーションを速やかに再開することが望ましい[★（追記）]。

2）医療者への倫理的な配慮

　COVID-19感染拡大時に、医療者は平常時と異なる行動をすることが求められる。クリティカルケアの制限や患者・家族らへの不十分なケアなど、モラルディストレスを感じる状況の中で、管理者とタイムリーなコミュニケーションがとれることが、そうした心理状態を抑えるのに役立つ。

　医療機関は、医療者の安全を守る法的・倫理的に明確な義務がある。リスクを完全に排除することは不可能だが、組織として医療者個人を保護し、安全な作業環境を提供するよう努めなければならない。

　具体的には、PPEの手配、標準的な感染防御の研修、労務管理、通勤手段の確保（例＝公共交通機関を避け、自家用車で通勤するなど）、保育施設の手配、感染リスクの高い業務に当たった医療者のシェルター（一時的な宿泊施設）の準備などが挙げられる。

　また、COVID-19の医療・ケアに当たった医療者への差別も見られた。この差別の背景の一つには知識の不足と後述する情報リテラシーの問題があるため、医療機関や各都道府県・厚生労働省などの行政機関から市民へ的確な情報提供を続けることが重要である。

◉引用・参考文献

1）Department of Health and Human Services Topic Collection: Disaster Ethics. Available at: https://asprtracie.hhs.gov/technical-resources/61/ethics/0
2）C.Ozge Karadag, C.O., Haken, A.K. : Ethical Dilemmas in Disaster Medicine. Iran Red Crescent Med J. 14(10): 602-612, 2012.
3）Biddison, L.D., Berkowitz, K.A., Courtney, B., et al. : Ethical Considerations. Care of the Critically Ill and Injured During Pandemics and Disasters: CHEST Consensus Statement. CHEST 146: e145s-155s, 2014.
4）高橋隆雄：トリアージの倫理. 人間と医療 5: p.4-11, 2015.
5）Christian, M.D., Hawryluck, L., Wax, R.S., et al. Development of a triage protocol for critical care during an influenza pandemic. CMAJ 175(2): 1377-1381, 2006.
6）Powell, T., Christ, K.C., Birkhead, G.S.: Allocation of Ventilators in a Public Health Disaster. Disaster Med Public Health Preparedness 2: 20-26, 2008.
7）Devereaux, A.D., Dichter, J.R., Christian, M.D. et al. Definitive Care for the Critically Ill During a Disaster: A Framework for Allocation of Scarce Resources in Mass Critical

Care. CHEST 133: 51S-66S, 2008.

8) Sprung, C.L., Baras, M., Iapichino, G., et al. The Eldicus prospective, observational study of triage decision making in European intensive care units: part I-European Intensive Care Admission Triage Scores. Crit Care Med 40(1): 125-131, 2012.

9) Challen, K., Goodacre, S.W., Wilson, R., et al. : Evaluation of triage methods used to select patients with suspected pandemic influenza for hospital admission. Emerg Med J 29(5): 383-388, 2012.

10) Shahpori, R., Stelfox, H.T., Doig, C.J., et al. Sequential Organ Failure Assessment in H1N1 pandemic planning. Crit Care Med 39(4): 827-832, 2011.

11) Khan, Z., Hulme, J., Sherwood, N. : An assessment of the validity of SOFA score based triage in H1N1 critically ill patients during an influenza pandemic. Anaesthesia 64(12): 1283-1288, 2009.

12) Schneiderman, L,J., S. Jecker, N.S. : Wrong Medicine: Doctors, Patients, and Futile Treatment. Second edition. The Johns Hopkins University Press, Baltimore, 2011.

13) Biddison, L.D., Berkowitz, K.A., Courtney, B., et al. : Ethical Considerations. Care of the Critically Ill and Injured During Pandemics and Disasters: CHEST Consensus Statement. CHEST 146: e145s-155s, 2014.

14) British Medical Association : COVID-19: ethical-issues. Guidance for doctors on ethical issues likely to arise when providing care and treatment during the COVID-19 outbreak. Available at: https://www.bma.org.uk/advice-and-support/covid-19/ethics/covid-19-ethical-issues

15) Akabayashi, A., Takimoto, Y., Hayashi, H. : Physician obligation to provide care during disasters: should physicians have been required to go to Fukushima? J Med Ethics 38: 697-698, 2012.

16) 今長谷尚史：クリティカルケアにおける倫理的ジレンマ(Part 1) ～倫理的ジレンマの考え方 臨床における倫理的ジレンマとその解決のプロセスについて. 看護技術 65(3): 222-226, 2019.

17) 酒井明夫・中里巧・藤尾均他 編：新版増補 生命倫理事典. 太陽出版, 318-319, 2010.

18) Jameton, A. : Nursing practice: The ethical issues. Englewood Cliffes, New Jersey, Prentice Hall, 1984.

本文中「※」部分の用語解説と、「★」部分に関連する補足論考や表などを、特設サイトでご紹介しています。http://jnapcdc.com/covid-19

[6] 看護管理

看護職全員がビジョンを共有し
危機を乗り越える

鈴木 聡子

すずき・さとこ●自治医科大学附属さいたま医療センター 看護部長

看護体制

　当院は628床を有する大学附属病院であり22の看護単位をもつ。このうち重症患者に対応するEICU6床、中等症に対応する救急後方病棟10床の2つの看護単位が、新型コロナウイルス専用病棟となった。EICUでは4台のECMO稼働を想定し、夜勤帯の必要看護師数を汚染エリアで患者1名に対し1名、清潔エリアに2名の計8名配置とした。

　この時点でECMO装着患者には2〜3名の看護職員が担当しても疲弊感が強いとの情報を得ていたが、看護職員のスキルと多職種連携の強みを信じEICU配置を夜勤必要人数より56名と計算した。EICUではECMOの管理が必須である。このため人員不足分はICU・CCUよりECMOの管理ができる看護職員を中心に異動とした。救急後方病棟10床では人工呼吸器6台まで稼働することを想定し、夜勤数を5名と考え看護師31名を配置した。

　EICU、救急後方病棟での看護職員確保のため、病棟閉鎖を提案した。病棟閉鎖は病院経営への大きな打撃であることは明白であり、また診療報酬改定時期と重なり損失の予測も困難であった。しかし、マンパワー不足は職員の疲弊感と感染防止策の不徹底を招くため、「職員の安全を確保で

きる体制を整えるべき」と意思統一がなされ、COVID-19対策会議で一般成人病棟2病棟（100床）の閉鎖が決定した。

　専用病棟の看護職員が対応に専念できること、知識・技術の未熟な新人看護職員を感染から守ること、閉鎖した病棟の看護師の帰属意識が希薄にならずモチベーションの維持が可能となる異動、新人教育体制の維持、残された集中治療室の機能確保、当院全体の影響を勘案し、最終的に112名の看護職員の異動を10日程度で実施。地域から求められる責務に応え、当院の機能維持を図りながら職員の安全に配慮した看護体制を構築した。また、発熱外来や救急体制の変更、検査陽性患者に対応する手術・検査室での対応に合わせ、看護職員のリリーフ体制を整えた。

勤務環境の調整

　専用病棟のゾーニングや物品準備、設備の変更や充実、院内表示などは感染管理認定看護師と専用病棟看護師長を中心に、他部門の協力を得て設置した。

　刻々と状態が悪化していく患者を支えながら、自身への感染のリスクとともに家族や同僚に感染を伝播させるかもしれない恐怖と闘う看護職員が、能力を発揮できる環境調整が急務であった。そのため、職員の希望を受けて勤務後に使用するシャワールームの準備を行った。また幼児や高齢者、インフラに従事する家族への感染媒介を心配する看護職員も多くいた。自宅に帰れず車両に寝泊まりする医療者の過酷な状況も報道されていたため、そのような事態に陥らないよう宿泊施設を用意した。さらに勤務中の感染症状出現に備えて、院内に宿泊設備とPCRを含めた検査体制を整えた。

　当院は2交代勤務が基本であるが、厳重なPPEでの身体的疲労防止を目的に希望者の3交代勤務の実施、発熱外来対応で早朝出勤をする看護職員に対しては人事課と調整し勤務時間の特例対応を可能とした。

　また看護職員のストレスマネジメントも重要課題であった。未知の感染

症に対応することへの恐怖がある一方で、直接対応しないことで後ろめたさを感じていた者、スタッフが離散した閉鎖病棟、急な異動を受けた者、そのようなな彼・彼女らをまとめる看護師長や主任看護師たち。また、心配のあまり家族に退職を迫られ、使命感との板挟みにある看護職員、世間の心ない言葉にやるせなさを感じる者など、程度に差はあれ851名すべての看護職員が新しいストレスを抱えていた。

　通常はサポート体制が非常に充実し、人間関係のよいところが当院看護職員の強みである。しかし三密防止のため食事中の会話は禁止、社会的距離を確保した業務、感染防止策の徹底を確認する幹部のラウンドが行われ、地方出身者は帰省を我慢し、感染を持ち込みたくない一心で外出もできないという状況（自炊が続き料理上手になったと笑顔もみられたが）が続いた時期は、スタッフたちの強いストレスを打開する術がなかった。

　看護職員の話を直に聞き対応するのは、チームの要として最も頼りになる看護師長である。機会を見つけては、仲間によるサポート体制が機能しづらいことを共有し、精神的な支援を依頼した。また看護部には公認心理師が2名所属している。この強みを活かし、専用病棟と閉鎖病棟の看護師長には早期に面談を行い、ストレスマネジメントができるよう対応した。また各部署に赴きストレスコントロールの勉強会や看護職員が直接相談できる体制を整えた。COVID-19特有のストレスマネジメントに関するパンフレットやWEBサイトの紹介も行った。

看護実践

　専用病棟では、専門・認定看護師の活躍が大きかった。混乱に振り回されることなく、その役割を遺憾なく発揮し、看護実践のリーダーシップ、看護師の相談・教育に加え、多職種連携の中心として機能した。エビデンスがなく迷いながら進む中、看護師長と協力し実践を組み立てていく働きは、看護師の力強い支えとなっていた。

　患者は陽性が判明した時点から行動を制限され、厳しい面会禁止が始ま

る。疑似患者や無症状患者の入院、家族からの持ち込みによる院内感染発生を最大限防止するために、他の入院患者も同様にさまざまな制限が決定され、愛着形成をはぐくむ重要時期である新生児領域でも対象となった。治療の重大な選択やバッドニュースを伝える場面も多く、面会禁止の影響は計り知れなかった。

　医療界全体が危機的な状況の中で、それでも看護職員が冷静さを維持し、看護を必要とする患者を専門職として支援することができたのは、職員一人ひとりに当看護部の理念が浸透しているからだと自負している。それは『「この病院に来てよかった」と実感してもらえる看護の実践』である。このビジョンをもとに、面会禁止後に看護の力で改善できることの検討や、倫理的側面からの情報共有や意見交換が行われた。

　閉鎖病棟の看護師からは、入退院を繰り返している患者が該当病棟に入院できないことで感じるストレスを緩和する方法について提案があった。専用病棟からは、行動制限中の患者の積極的な気分転換活動やWEBを使用した面会など、コントロールできない危機的状況の中で、看護部理念の実践という拠り所を明確にもったことで、「自分たちが何をする人なのか」を見失わず、患者に向き合った創造的な看護提供につながったと考えている。

　専用病棟以外にも疑似患者が続々と入院しており、職員全員が混乱せずに対応できるよう看護部で看護基準を作成し、アップデートを重ね周知した。内容は看護ケアだけでなく、病院設備の使用範囲、他患者と接触しない検査移送方法、N95マスクの保管方法、清掃方法、自署が必要な書類や死亡退院時の対応など多岐にわたる。各部署でも続々と手順やマニュアルが作成・整備されていった。看護部は過不足がないか、他部門との整合性について確認と調整を図り、感染制御室が取りまとめを行った。

情報管理

　感染拡大当時は、朝の決定事項が夕方には変更せざるを得ないスピードで状況変化が生じており、センター長中心のCOVID-19対策会議で方

針が決定された。4月は週3回ほど開催し専用病棟や閉鎖病棟の選択、発熱外来の役割機能、救急患者の受け入れ方針、面会制限や学生実習への対応、職員の行動制限などを決定していった。

当初は情報が錯綜し、物品不足や供給状況について複数の情報発信が存在して、それぞれの内容に差異が生じるという事態が発生した。患者に触れて治療・看護を行う医療者にとって、PPEやマスクの在庫・供給量に関する不確かな情報は、混乱と不安を増長させる。このため4月2週目からは、COVID-19対策会議での決定事項は、物品の在庫状況も含め週に1回、部門代表者を集め周知を図った。また電子カルテシステム内に掲示板を作成し、職員がいつでも情報源にアクセスし正確な情報を把握できるようにした。

看護部では看護部本部で意思決定を行った。平常時は、看護部執行部会議（看護部本部と看護師長4名）で方針の検討と決定を担うが、状況が変化するスピードが速いため会議の招集が困難であった。振り返ると部署の意見やスタッフの状況をよりリアルに反映させるために、可能な限りこの看護部執行部会議を開催すべきであった。

COVID-19対策会議および看護部内の決定事項は、毎朝全看護師長が参集するベッドコントロールのミーティング時に周知を行い、情報共有した。細かな疑問もその場で解決し、検討している内容や、一般の方とさまざまな企業からいただいた温かい支援の報告もあわせて、看護部から看護師長へ、看護師長から看護職員へ情報を行き届かせたことも、混乱を避けるうえで有意義だった。

おわりに

感染拡大期は、新人看護師の入職時期でもあり、研修の変更や部署の教育体制を再構築する必要があった。またインターンシップや病院見学説明会の中止、移動制限がある学生のWEB採用試験、実習受け入れ学校との連絡調整など、当院内外の対応で多くの課題と早急な決定が必要となり、

看護部本部の課題は常に山積していた。こうした状況下で看護部全体の状況を把握し、適切かつ迅速に危機に対応するためには、以下の事柄が重要である。

①実際に看護を提供する看護職員の意見を吸い上げる看護師長の適切な状況報告
②実際に何が起こっているのかを把握し、混乱やコンフリクトを未然に防ぐ仕組み
③看護実践の質が維持できているかの確認
④看護職員の動機づけやエンパワーメント
⑤個別から全体への俯瞰と未来予測をしたうえでの明確な意思決定
⑥検討開始事項も含めた情報の共有と周知

　今後も第2波、第3波と終わりの見えない状況が予測される。看護管理部門は患者の権利と職員の安全を守る看護体制を整えるとともに、理念に基づく看護を実践するために、変化を恐れず改善や発展に向かって果敢に調整し続けることが望まれる。

看護の本質と実践の意味を問い直す

遠藤 みどり

えんどう・みどり●山梨県立大学 看護学部 教授

はじめに

　COVID-19 によって医療現場はかつてない未曽有の事態に直面している。感染終息の見込みが不確かな中で、感染対応の医療物資や機器、マンパワーの不足によるストレスや疲労困憊に直面し、治療薬も未確立で、重症化へ転じる患者にへの看護のジレンマや無力感などが生じ、看護職が疲弊している現状にある。予想外の未曽有の事態は、これまでの看護経験にない出来事であり、無力感や絶望感を抱いているかもしれないが、看護専門職として、どのように対応すべきかが今、問われているのではないだろうか。

コロナ禍での看護師教育

1. 現場での経験学習を重視した教育への転換

　感染拡大と予防の観点から、従来から行われていた多人数での集合型教育研修は縮小または中止されている。また、これまで経験したことのない感染症に罹った患者への看護において、感染防護のために PPE を装着しながらの看護では直接的なケアが制約されることも多いため、看護師が看護提供への不全感を抱きやすく、看護の専門性を見失いやすくなってい

る。一方、看護師が不眠不休で、患者一人ひとりの多様ないのちや生活に寄り添いながら、患者のもてる力を最大限に引き出そうと最善を尽くす看護師の臨床実践の知は、現場でしか得られない貴重な経験である。

陣田[1]が「この厳しい現状の中で、それでも看護を続けているナースたちの実践の中に、体現されている新しい知を発見していこう」と述べているように、コロナ禍でさまざまな制約や困難な状況であるとしても、通常は当たり前に思っている看護の事象を看護実践の知として再認識し、看護の専門性の再発見につなげることが大切である。

現在、新卒看護師の教育は各配属部署でのOJT（On the Job Training）による現場教育に移行している場合が多いが、コロナ禍の多忙な状況の中でも現場教育こそ、新卒看護師や経験の浅い看護師が表層事象にしか着目できない実践の意味を深堀りし、意味づけ、価値ある実践の体験につなげていけるのではないだろうか。

看護師が自己の強みや弱みを発見し、弱みを強みに変えていけるよう、パワーレスに晒された難局を克服し、実践を通じて看護専門職としてエンパワメントされ、少しでもやる気や自信につなぐことが重要である[2]。さらに、リフレクションを組み入れた経験学習を看護師間や看護チームで共有することにより、実践知が蓄積され、チーム力の向上にも寄与すると考える。

2. レジリエンスを高める教育の重要性

コロナ禍では、患者への治療が奏功している中で回復した矢先に重症化に転じてしまうことも多く、看護師は看護に対する不全感を抱きやすい。また、治療法が未確立なうえ、PPEも不足し、感染症患者に関わることへの恐怖感も生じる。また感染予防・拡大防止策のために、患者への直接的なケアを制限しなければならない矛盾と葛藤もある。さらにコロナ患者対応のための組織再編成や医療チームが結成されることによって、組織やチームの統制や結束力が低下してしまう場合もある。集中治療室など緊張

状態にある中で、患者の死と向かい合っている看護師は無意識に自己喪失の状態に陥ってしまうことも少なくないと言われている[3]。

　通常は、喪失感による悲しみを他者に語り表出することで、つらさを和らげられるが、我慢することが専門職としての毅然たる態度であると思い、看護師には自己の感情を表出できない可能性がある。しかし、他者に語ることで自身のつらさを再認識し、気持ちが落ちつき、癒され、ストレスからの回復につながっていく[4]ため、一人で悩まず、他者に支援を求めることも重要である。

　看護師のレジリエンスを促進する要因として、経験豊かなメンターによる励まし・相談が有効でることや、レジリエンスの高さが心理的ストレス反応やバーンアウトの軽減につながることが明らかになっている[5]。それ故に、個々の看護師はもちろん、組織全体のレジリエンスを高めそれを維持していくことで、今後も予測しえない事態が起きた時に適応する大きな力となる。

　日本赤十字社が医療機関の職員に対するメンタルヘルスに着目して策定した、『新型コロナウイルス感染症（COVID-19）に対応する職員のためのサポートガイド』[6]や日本看護協会の「2020年度 新型コロナウイルス禍における看護職へのメンタルヘルス・ケア研修動画資料」および、メンタルヘルスに関係する情報[7]などが具体的な参考となる。

3. 情報リテラシーの再教育の必要性

　過去の知識が役に立たず、新しい膨大な量の情報が急速に拡大・拡散しているため、信頼性を確認しないまま手当たり次第に最新情報に飛びつく異常事態を招いている。刻々と事態が変化する中で、情報の発信源はどこか、いつ公開されたものか、根拠があるのかといった取捨選択の余裕すらなく、適切な見極めができない状況も続いた。看護職もテレビや新聞、インターネットなどから適切な収集と評価が行える能力が必要とされている。

これまで、各専門領域の学会やWHOなどからさまざまな情報が発信されている。また諸外国の医療関係者から重要な情報がアップデートされ、コロナ禍の問題をインターネット上でグローバルに議論する機会も増えている。これからは国内外のネットワークもより多岐・多様になっていくと同時に、情報をめぐる倫理性も問われることになる。COVID-19に関する最新の知識や技術をいかに入手し、職場での活用を見極め、多専門職種と共有して医療・看護に役立たせていけるかが重要である。

コロナ禍における看護のあり方

看護師は、高度侵襲治療を受ける患者に対して専門的な知識と技術を駆使しながら、多職種と協働し患者の全身管理を集中的かつ懸命に行っている。一方、患者の療養環境も変化し、急性期病院では家族らの面会制限や行動範囲の縮小などの制約があることや、病棟再編による看護師との関係構築が困難な状況も生じている。病状が重篤な場合や治療が奏功せず重症化に転じる場合には、患者は非日常的な環境下におかれるため、不安や恐怖心からストレスや苦痛が増大する事態が生じる。

高度化・IT化が進展する医療に並走を余儀なくされてきた看護だが、コロナ禍で改めて看護の本質を考える機会になっているのではないだろうか。看護を必要とする人がいる限り、人が人を支えるヒューマンケアは無くならない。治療効果が得られない、期待できない場合であっても、看護師は患者・家族に最期まで寄り添い、患者が生きること、生きようとしていることを支える使命がある。

PPEを装着して看護行為を行うことは、患者の生命に及ぼす危険性を回避し、安全を保障するうえで最優先である。しかし「看護師のケアには「行為」として身体に働きかけるだけでなく、相手を全人的存在として理解し、配慮、気遣うといった心理的、情緒的な実践も含まれる」[8]ため、患者と向き合い、その家族の気持ちにも寄り添いながら、誠意をもって関わること、いのちや生活に向き合うことこそが、看護の専門性であり看護の

本質ではないだろうか。

　仮に看護実践の成果が期待に添える万能なものでなかったとしても、絶望から希望への未来形として、看護の価値の本質を語り合い、看護実践の意味を問い直す機会を持つことが、いま重要なのではないかと考える。

◉引用・参考文献
1）陣田泰子：コロナの時代の看護 看護の知の発見と創造を育む現場. 看護実践の科学 45(9): 53, 2020.
2）田村由美・津田紀子：リフレクションとは何か. 看護研究 41(3), 171-181, 2008.
3）武井麻子：感情と看護 人とのかかわりを職業とすることの意味, 医学書院, 225, 2004.
4）樫村通子：こころを大切にする看護 燃え尽きを防ぐための臨床心理学, 日本評論社, 92, 2015.
5）西本大策, 他：看護師のバーンアウトに影響を及ぼす二次元レジリエンス要因の分析. 日本職業・災害医学会会誌 67(1): 38-43, 2019.
6）日本赤十字社：新型コロナウイルス感染症(COVID-19) に対する職員のためのサポートガイド, 2020.
7）寺岡征太郎：新型コロナウイルス禍における看護職へのメンタルヘルス・ケア, 日本看護協会研修資料（https://www.nurse.or.jp/nursing/practice/covid_19/index.html）〔2020年8月25日閲覧〕
8）宮脇美保子：特集 次世代の「看護医療」を探る～看護におけるケアの再考. KEIO SFC JOURNAL 18(2): 121, 2018.

本稿の内容をより詳述し、関連文献を大幅に加えた論考を、
特設サイトでご紹介しています。http://jnapcdc.com/covid-19

〈編者紹介〉梶原絢子（かじわら・あやこ）／自治医科大学附属さいたま医療センター EICU 主任看護師。2011 年、急性・重症患者看護専門看護師に認定。順天堂大学医学部附属順天堂医院 ICU・CCU、心臓血管外科病棟、2013 年〜現施設の救急部、看護部教育担当を経て 2018 年より現職。山梨県立大学大学院で臨床講師を兼務。専門は急性疼痛の看護やエンドオブライフケア。

「Nursing Today ブックレット」の発刊にあたって

　日々膨大な量の情報に曝されている私たちにとって、一体何が重要でどれが正しく適切なのかを見極めることがますます難しくなってきています。そこで弊社では、看護やケアをめぐりいま社会で何が起きつつあるのか、各編集者のさまざまな問題意識（＝テーマ）を幅広くかつ簡潔に発信していく新しい媒体、「Nursing Today ブックレット」を企画しました。

　あえてウェブでもなく、雑誌でもなく、ワンテーマだけの解説を小冊子にまとめる手段を通して、医療と社会の間に広がる多様な課題について読者の皆さまと情報を共有し、ともに考えていくための新たな視点を提案していきます。（2019 年 6 月）

本書についてのご意見・ご感想、著者へのメッセージ、「Nursing Today ブックレット」で取り上げてほしいテーマなどを編集部までお寄せください。

http://jnapcdc.com/BLT/m/

Nursing Today ブックレット・07

たしょくしゅ
多職種でコロナの危機と向き合う —— COVID-19 Pandemic
きき む あ　　　　　　コヴィッドナインティーン　パンデミック

2020 年 10 月 10 日　第 1 版 第 1 刷発行　　　　　　　　　　　　　　〈検印省略〉

編　　　者 —— 梶原 絢子
　　　　　　　　かじわら　あやこ
発　　　行 —— 株式会社 日本看護協会出版会
　　　　　　　〒150-0001 東京都渋谷区神宮前 5-8-2 日本看護協会ビル 4 階
　　　　　　　注文・問合せ／書店窓口：Tel.0436-23-3271 Fax.0436-23-3272
　　　　　　　編集：Tel.03-5319-7171　Website https://www.jnapc.co.jp
デザイン —— 「Nursing Today ブックレット」編集部
印　　　刷 —— 日本ハイコム株式会社